医者が教える

疲れない人の脳

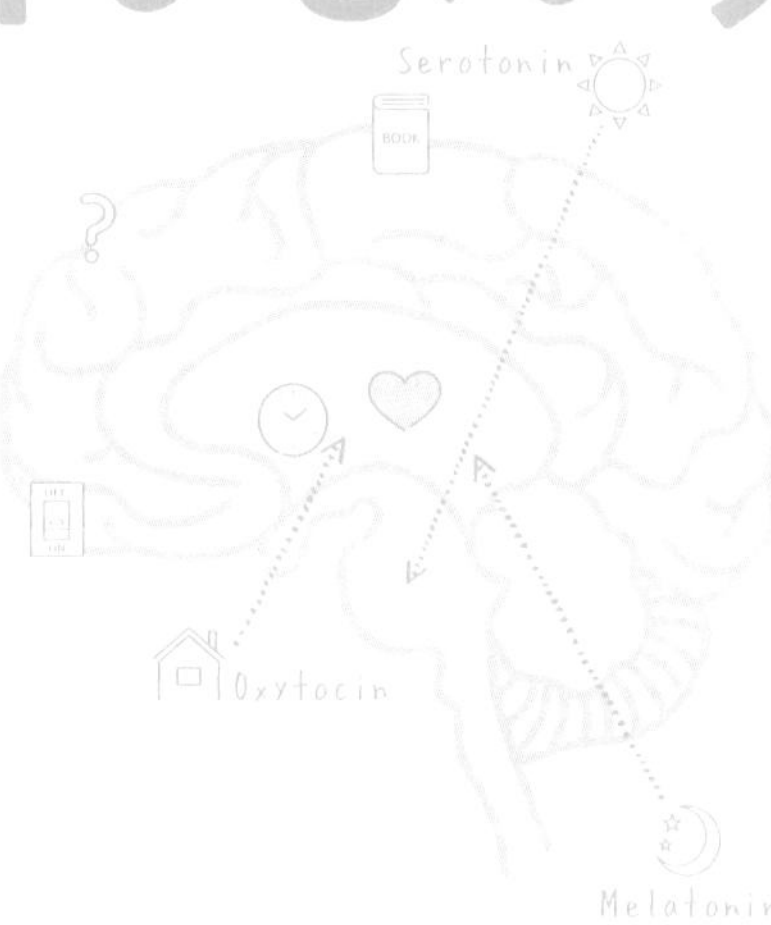

有田秀穂
医師・脳生理学者

三笠書房

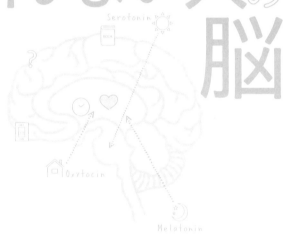

はじめに——三つの脳内物質を増やせばいい

日本は「疲労大国」だといわれています。

文部科学省の疲労研究班の調査では、「日本人の六〇％がいつも疲れを感じている」と報告されていて、「過労死」の問題は相変わらず世間を騒がせます。

疲労というのは、しっかり休む、つまり、よく眠れば解消できます。しかし、よく眠れない。そして、朝がつらい。体が重い。やる気が湧いてこない……。

そんなことが続き、たまりかねて病院に行って検査しても、身体的異常は見つからない。場合によっては「慢性疲労症候群」と診断名をつけられ、睡眠薬を処方されたりして、「様子を見ましょう」ということになります。

では「慢性疲労症候群」とは、どんな病気なのでしょうか？

簡単にいえば、何が原因かわからないけれど疲れがたまる、あるいは疲れが取れない、というものです。

なぜ、「何が原因かわからない」のでしょうか。

疲労の原因が体にではなく「脳」にあるからです。

これは「脳疲労」と呼ばれます。

詳しくは本文で述べますが、**脳疲労は「大脳」を酷使し続けることによって発生します。**

大脳は人間の「認知機能」を担う器官ですが、日常的に強いストレスを感じたりして、大脳が酷使されると、興奮状態がずっと続いたままの状態となり、脳全体を疲弊させていきます。脳がオーバーヒートして、休息モードになることができなくなり、疲労が蓄積していくのです。

また現代は、デジタル全盛の時代です。

メールやSNSなどで、いつでもどこでも頻繁にコミュニケーションができる社会は、たしかに便利です。でもその反面、デジタル機器は脳を非常に疲れさせるのです。

パソコンやスマートフォンなどのデジタル機器の長時間にわたる使用は、私たち人間の〝脳を壊す〟ほどの危険性さえ秘めています。このことについては、本書で繰り返し警鐘《けいしょう》を鳴らします。

では、脳を疲れさせない、または、疲れない脳をつくるには、どうすればいいのでしょうか？

その鍵となるのが、**「セロトニン」**です。

セロトニンは、脳内の神経物質の一つで、感情や精神面、睡眠など人間の大切な機能を健全な状態にするために重要な役割を果たします。

そして、このセロトニンをつくり、脳全体に分泌させるのが「セロトニン神経」で、「脳幹」という部分にあります。

このセロトニン神経の数は数万個といわれ、脳の一四〇億個の神経細胞のうち、ほんのわずかな量でしかありません。

しかし、このわずかな量のセロトニン神経が、とてつもなく大きな働きをするのです。


私は三〇年以上にわたって、このセロトニンについて研究してきました。

セロトニンが不足すると、慢性的な疲労を感じるようになり、イライラしたり、不眠症になったり、果ては、うつ病になったりするケースがあります。

そこで私は、セロトニン神経を活性化させ、セロトニンを正常に合成・分泌させる方法とそのメカニズムを詳しく解説します。

本書では、それを**「セロ活」**と呼ぶことにします。

「セロ活」は、誰でも、自分一人で、しかも、いますぐはじめられます。

ごく簡単にいえば、**「太陽の光」をしっかり浴びて、「リズム運動」をきちんと行なう。**たったそれだけで「脳疲労」が消えていき、気持ちが安定して、元気が出てくるはずです。

新型コロナウイルスの災厄《さいやく》に見舞われ、いま「コロナうつ」といわれるメンタル面の不調に悩む人が増えています。

たしかに「三密」を避けるためには、ひきこもり生活を余儀なくされるのはしかたありません。

でも、だからといって体を動かさず、デジタル三昧の生活に浸っていたら、メンタルが不調になるのは当たり前です。

このコロナ禍で、私たちは、大事なことに気づくことができました。それは、日常生活のなかで心を健全な状態に保つことがいかに重要で、健全な心のあり方がいかに幸福をもたらしてくれるか、ということです。

本書では「健全な心」「幸福をもたらす心」をつくるために、脳内の**「オキシトシン」「メラトニン」**の合成・分泌をうながす方法も紹介しています。

オキシトシンは、癒しや安心感をもたらす脳内物質。メラトニンは、心地よい休

息や眠りをもたらす脳内物質です。

そして、このオキシトシン、メラトニンを増やすには、やはり、セロトニン神経をいかに活性化させるかが鍵となるのです。

元気になるために、幸せになるために、高価なサプリメントや医師から処方される薬は必要ありません。

積極的にセロトニン、オキシトシン、メラトニンの合成・分泌量を増やせば、それで十分。十分どころか、それこそが、脳を「最高の状態」にして、元気や幸せを手に入れるための、もっとも簡単かつ確実な方法なのです。

目次

第1章 疲れやすい人の脳、疲れにくい人の脳
――「セロトニン」が脳を元気にしてくれる

第2章

ストレスに弱い人の脳、強い人の脳
――「オキシトシン」が心を癒してくれる

第3章

よく眠れない人の脳、眠れる人の脳

――「メラトニン」が快眠へと導いてくれる

第4章

慢性疲労が消えていく「快眠脳」プログラム

——日光を浴びること、体を動かすこと！

第5章

医者が教える、ちょっと特別な脳健康法

——カラオケ、ヨガ、演奏、ダンス、山登り……

第6章

「前頭前野」の活性化が、人生を好転させる

──「疲れない脳」をつくる最終目標

編集協力／未来工房：竹石 健
本文イラスト／池畠裕美
本文ＤＴＰ／株式会社Ｓｕｎ Ｆｕｅｒｚａ

第1章

疲れやすい人の脳、疲れにくい人の脳

――「セロトニン」が脳を元気にしてくれる

疲れやすいのは、「脳」に原因がある

人間、誰しも、心身を酷使すれば、疲労が蓄積して、パフォーマンスが落ちてきます。

疲労を回復するには、しっかりと休息を取ればよい。そのことを、私たちは体験的によく知っています。

しかし、十分に休養したはずなのに、朝の寝覚めが悪く、体が重く、やる気も湧いてこない——。

それればかりか、頭痛や腹痛、動悸、めまい、吐き気、イライラなどの不定愁訴《ふていしゅうそ》が起こる場合もあります。

そんなとき、私たちは体の異常を疑って、病院でチェックしてもらいます。採血など、さまざまな検査や診察を受けて原因を探りますが、明確な異常が認められない。そして「しばらく様子を見ましょう」ということになります。

あるいは、このように、体に明確な異常がないのに、朝すっきりと起きられない、体調がすぐれない、やる気が湧いてこないといった場合、「慢性疲労症候群」という診断が下されることもあります。

通常の医学検査では、「慢性疲労症候群」の原因は、なかなか判明しません。

それは、なぜか。

「脳」に問題があるからです。

たとえば、朝の目覚めをコントロールしているのは「脳」です。

「脳幹」という進化的にもっとも古い脳に、人の覚醒をコントロールする神経が二つ存在します。

①ノルアドレナリン神経

②セロトニン神経

この二つの神経は、朝の目覚めとともに活動を開始して、大脳をすっきりとした覚醒状態にシフトさせ、ネガティブな気分を解消させ、体を活動モードに切り替えます。自律神経を「休息の副交感神経」から「活動の交感神経」に切り替え、体温も血圧も上げ、代謝を活発な状態にします。

逆に、この二つの神経が、**「脳疲労」**によって起床時にちゃんと働かなくなると、朝から疲れを感じます。意欲が湧かず、気分も落ち込み、体も活発に動きません。

しかし、そのように**機能不全に陥った覚醒中枢は、本書で紹介する生活術や養生法によって、自力で回復させることができる**のです。

「脳の疲れ」とは、大脳が興奮したままの状態

その具体的な方法については、のちほど詳しく説明しますが、そもそも**「脳の疲れ」とはいったいどのようなものか**を、説明してみましょう。

脳の疲れは、「大脳」を酷使し続けることによって発生します。

脳幹にある2つの覚醒中枢

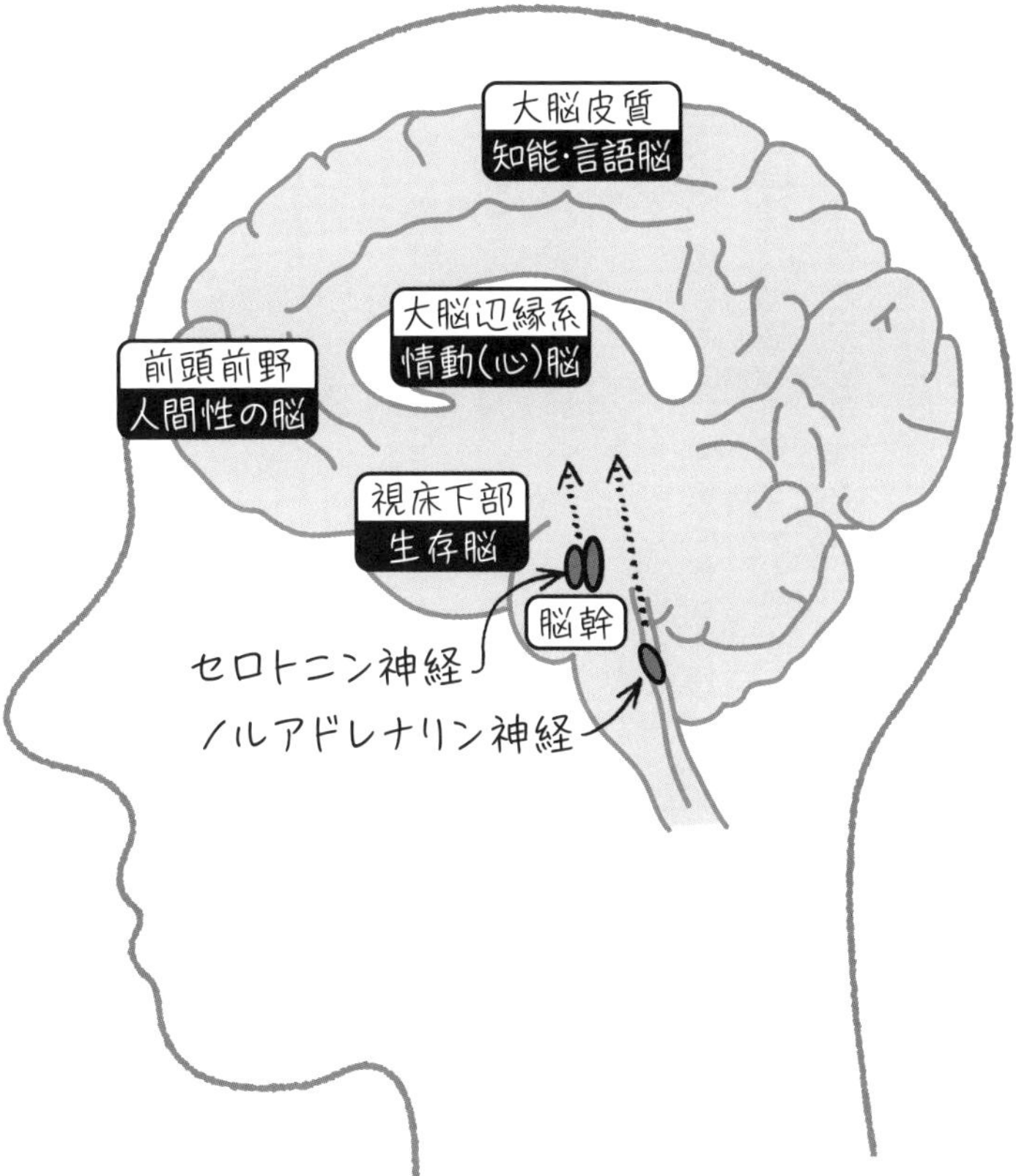

人の覚醒をコントロールする
セロトニン神経とノルアドレナリン神経

大脳は、人の認知機能を担う器官です。

この大脳を酷使すると、ボーッとして頭（認知機能）がスムーズに働かなくなります。

そこで、疲れを取るために眠ろうとすると、困ったことに、眠れなかったりするのです。

なぜなら、認知機能を担う大脳は「覚醒中枢」と結びついているからです。**大脳が過度の興奮状態になると、覚醒レベルも上がり、脳全体が休息モードに切り替わらなくなってしまうのです。**

現代生活で大脳を過度に興奮させるのは、パソコンやスマートフォンなどデジタル機器を長時間、連続して使うことです。

それが睡眠障害の人を急増させている原因です。いまは五人に一人が不眠に悩んでいるといわれ、現代の生活習慣病の一つといえるでしょう。

きちんと睡眠を取ることは、人間の健康、快適な生活に不可欠です。きちんとした睡眠が取れれば、人は朝、すっきりと目覚め、一日を元気に、快適に過ごせるはずです。

でも、よく眠れない……だからといって、睡眠薬を飲むのは、副作用の問題もあるので、好ましくありません。

やはり生活習慣を見直すことによって脳の睡眠機構を正常なものにし、人間に本来備わっている自然な睡眠を得ることが重要です。

「睡眠メソッド」については、第3章で詳しく解説することにしましょう。

「頭の疲れ」と「心の疲れ」の違い

さて、「脳の疲れ」には、もう一つ、**「心の疲れ」**があります。

先に述べた大脳の疲労を「頭の疲れ」と呼んで、ここでは区別することにします。「心の疲れ」は、さまざまな心労（精神的ストレス）が積み重なった結果、引き起こされるものです。

「心」に関する脳の領域は「大脳」ではなく、「大脳辺縁系《だいのうへんえんけい》」にあり、大脳辺縁系は、情動の表出や意欲、そして記憶や自律神経活動などに関与しています。

精神的ストレスが加わると、大脳辺縁系の「扁桃体《へんとうたい》」が刺激されます。**扁桃体は、「情動中枢」と呼ばれ、不安や怒りなどを感じたときに活動することで知られます。**

いわば**「不安・怒りの神経回路」**の中心に扁桃体があって、その回路が疲弊すると、その結果、気分が落ち込み、意欲がなくなっていきます。

それが「心の疲れ」なのです。

「でも、その心の疲れは、精神的ストレスがかかる状況から離れれば、やがて回復するはず……」

と、そう考えるかもしれません。しかし、じつはそう簡単ではないのです。

というのは、**「不安・怒りの神経回路」は記憶（海馬《かいば》）ともつながっていて、ストレス状況から離れても、ちょっとしたきっかけでストレス状況にいるときの記憶が**

思い出され、繰り返し「不安・怒りの神経回路」が刺激され続けてしまうからです。

そんな、大変やっかいなメカニズムを、私たち人間の脳は持っているのです。

不安や怒りの〝暴走〟を止めるには──

精神的ストレスというのは、通常、一時的に加わるものです。精神的ストレスにはさまざまなものがありますが、もっとも深刻なのは「死別」でしょう。

たとえば、家族や友人、愛する人との別れ……その場面・状況はさまざまで、病気や不慮の事故、自然災害や戦争などがありますが、発生したそのときに、激しい情動（悲しみや憤り）が起こるのは当然です。

しかしそれは、一生の間で何度も遭遇するものではありません。ところが、そういった激しい情動の記憶は、その後も繰り返し思い出され、そのたびに「不安・怒りの神経回路」が刺激され、疲弊してしまったりするのです。

忘れられない記憶に心を揺さぶられ続ける──というわけで、そこに、「心の疲れ」が持つ深刻な問題があります。

また、そこまで深刻でなくとも、人間関係におけるパワハラやいじめというのも「心の疲れ」の大きな原因になりますし、仕事における失敗や、社会生活における恐怖体験なども原因になります。

それらの記憶に繰り返し、扁桃体をふくむ「不安・怒りの神経回路」が刺激されることで、心が疲弊していくのです。

それだけではありません。そんな**「忘れられない記憶」は、未来を見通す際にも問題を起こす**のです。

先のことを前向きに考えようにも、「この先、あの悪夢がふたたび起こるかもしれない」……という不安や恐怖が邪魔をし、心を疲弊させるのです。その結果、パニック症状や強迫症状、そしてうつ症状が現れる場合もあります。

心の疲れをどう解消するか。

扁桃体にある「不安・怒りの神経回路」

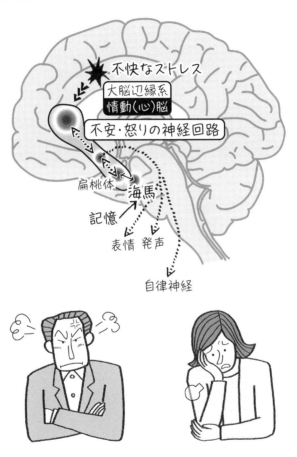

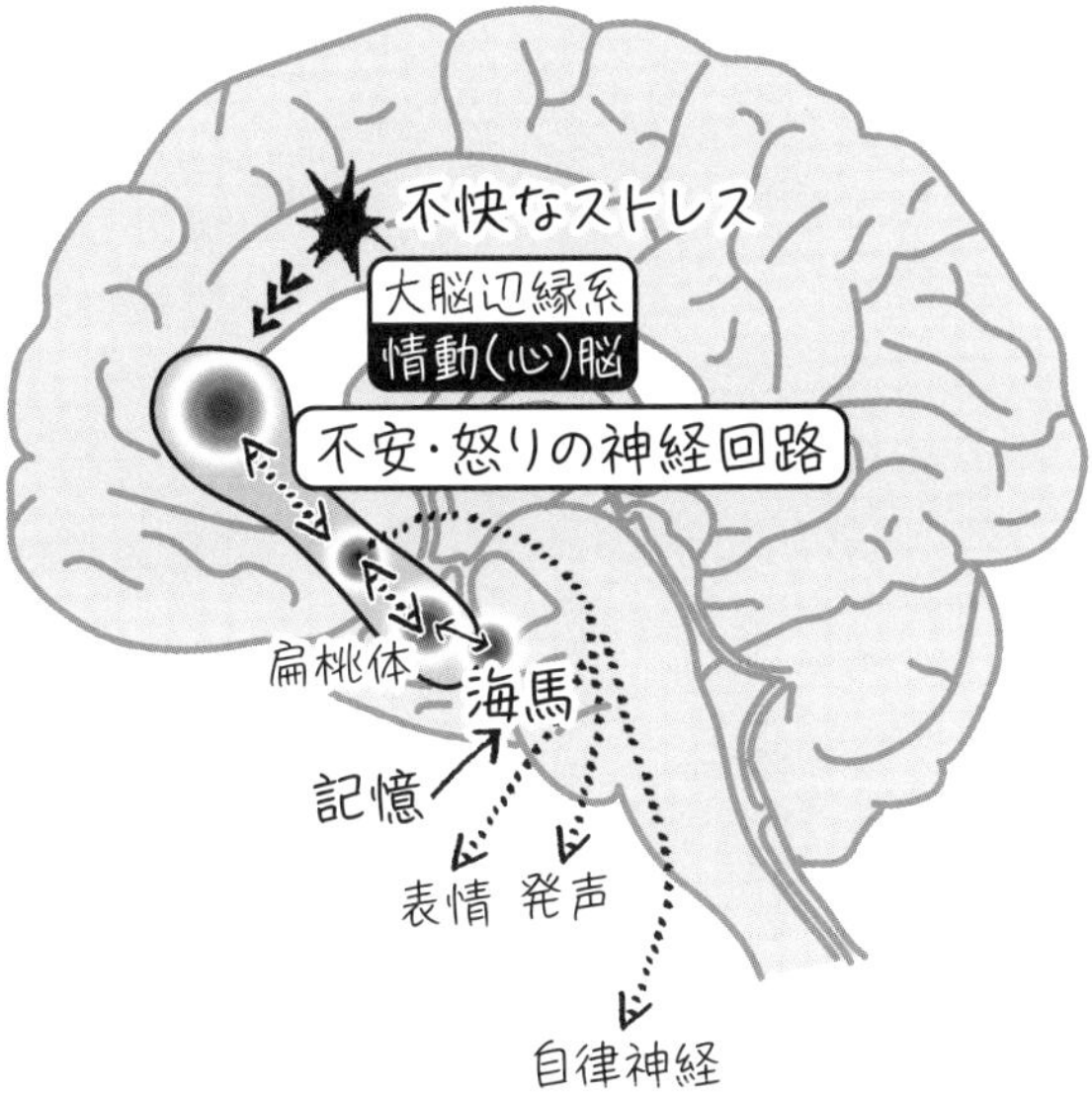

「不安・怒りの神経回路」は、
記憶を司る海馬ともつながっている

あるいは、疲れない心をつくるためにはどうすればいいのか。その具体的な方法を、本書では解説していきます。

スマホ、パソコン依存は「脳を壊す」

先ほど、

「現代生活で大脳を過度に興奮させるのは、スマートフォンやパソコンなどデジタル機器を長時間、連続して使うことだ」

と述べました。

大脳を酷使し続けることによって「頭の疲れ」が発生する、と。

じつは、その「頭の疲れ」も、「心の疲れ」を引き起こします。

現代はＩＴ・ＡＩ（人工知能）時代といわれます。

スマホやパソコンなどのデジタル機器が、仕事でもプライベートでも不可欠のアイテムになり、生活を大きく変容させていきました。
現代のビジネスパーソンの典型的なスタイルは次のようなものでしょう。

①出勤時に、歩きながら、あるいは電車のなかで、スマホをいじり、会社に着くと、今度はパソコンのスイッチを入れて、液晶画面をにらみ続ける。机に座ったままでほとんどの仕事を行なっている。

②昼休みも食事をしながらスマホを見たり、パソコンのキーボードをいじったりすることもしばしば。

③午後も同じようにパソコン三昧。オフィスにこもって、太陽の光も浴びず、ほとんど体を動かさず、頭だけを酷使し続けている。

④仕事が終わって帰宅する電車のなかでもまたスマホ。帰ったらテレビを見ながら食事し、そのあとはゲームで遊ぶ。そしてベッドに入ってもまだスマホをいじっている。

少し極端ですが、これに近い「デジタル依存生活」をしている人がけっこういるはずです。

そして、よく眠れなくなる。

すると、さらにインターネットやゲームをやってしまい、朝は寝不足で頭がすっきりしない、体調がすぐれない……。

それが「心の疲労」につながっていきます。

そして**脳全体がしだいに機能不全に陥ると、それがパニック症状や強迫症状、そしてうつ症状を引き起こす**のです。

この悪循環は、他人や外部からの影響ではなく、本人が夢中でデジタル三昧生活を送っているうちに、すなわち「知らないうちに」陥ってしまうところに問題があります。

デジタル依存生活には大きな健康リスクが潜んでいます。

切れる刃物ほどケガを負いやすいように、**すぐれたデジタル機器には私たち人間**

慢性疲労の"最大の原因"

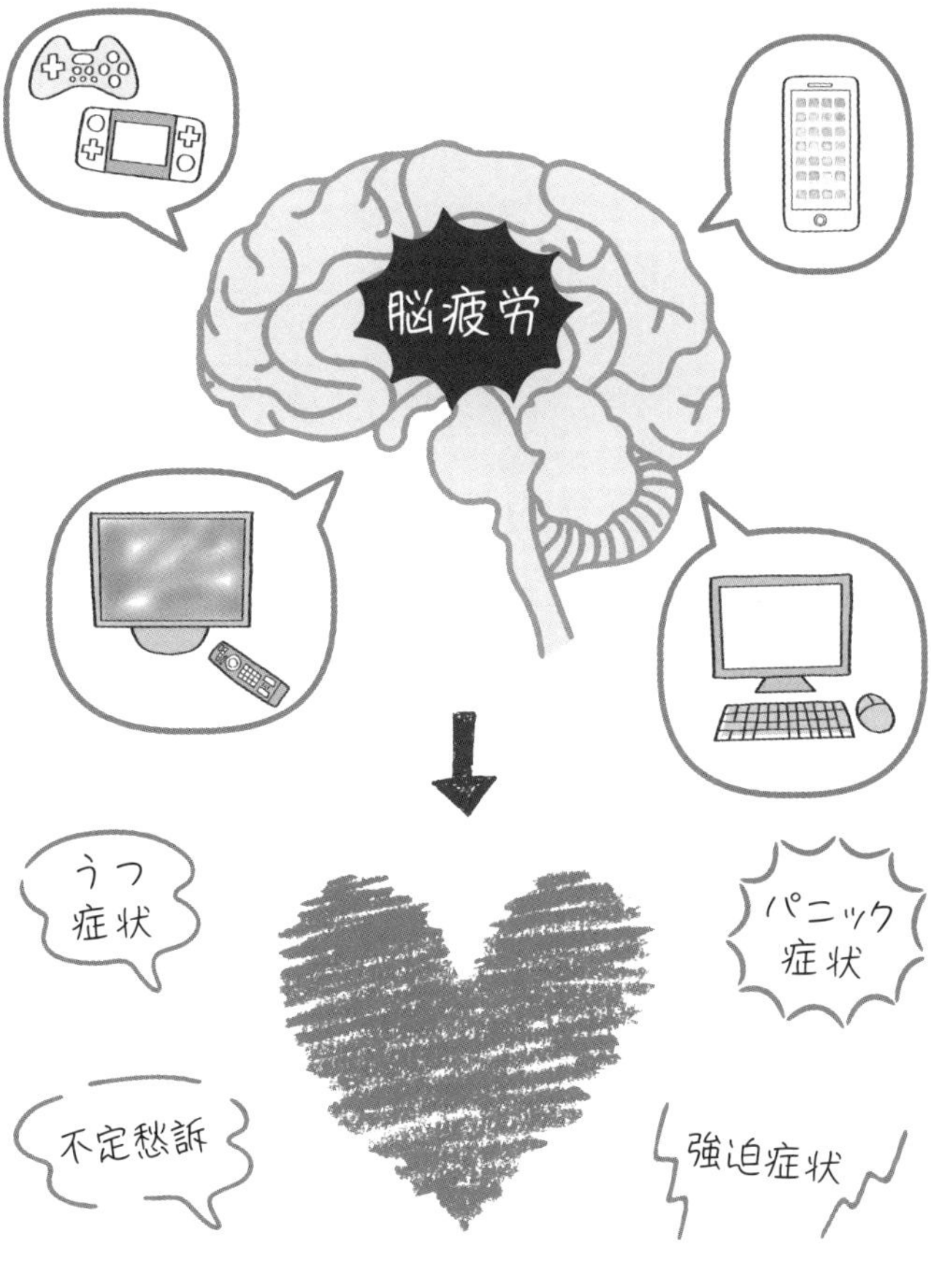

デジタル依存症が
頭と心の疲労を引き起こす

の**〝脳を壊す〟ほどの危険が潜んでいる**のです。

そして、この**デジタル依存生活こそ、「慢性疲労」の最大の原因**なのです。

ただし、そのことに気づけば、しかるべき対策を取ることが可能になり、避けることができます。

私たち現代人は、デジタル機器との上手な付き合い方を早急にマスターしなければならない時期にきているのです。

慢性疲労が「うつ」をもたらす

厚生労働省の統計データによると、うつ病の発生頻度は、デジタル社会の進行とともに、うなぎのぼりで増加しています。

二〇〇〇年以前には二〇万人程度のうつ病患者数であったのが、ほんの二〇年で一〇〇万人にまで急増してしまったのです。

遺伝的な背景を持つ「躁鬱《そううつ》病」はまったく増えていません。うつ病だけがこの

二〇年間で急激に増えたことになります。

また、うつ病は自殺の大きな原因にもなりますが、自殺者の数も二〇〇〇年以降に急増しています。

うつ病患者の急増は、それだけ、このデジタル機器がすぐれもので魅力的だからです。だから誰でも簡単に、すぐにハマってしまい、朝から晩まで使い続ける「依存症」状態になってしまうのです。

日本だけでなく、世界保健機関（ＷＨＯ）の予測では、「うつ病は二〇三〇年にはもっとも頻度の高い病気になっているだろう」とされています。

五〇年前に自動車が急速に普及したとき、都市部の大気汚染が社会問題になりました。

そして、この現代のデジタル社会では、「頭の疲れ」と「心の疲れ」、それにともなううつ病患者の増加や、それによる自殺者の増加が大きな社会問題になりつつあるといえるでしょう。

「心の疲れ」は、こんな病気も引き起こす

「心の疲れ」は、脳の視床下部《ししょうかぶ》にある「ストレス中枢」を活性化させて、体にもストレス反応を引き起こします。

ストレス中枢の興奮は、体のストレスシステム（視床下部・下垂体《かすいたい》・副腎経路）を介して副腎皮質を刺激して、ストレスホルモンであるコルチゾールの分泌をうながし、全身の臓器に悪影響を与えます。

その結果、**免疫機能を低下させて風邪を引きやすくし、肥満や高血圧、糖尿病などの、いわゆる「ストレス病」を二次的に誘発する**のです。

さらに、最近の研究では、**「ストレス中枢」の活性化が、「覚醒中枢」の一つである「セロトニン神経」の働きを抑えてしまう**ことが明らかになりました。

それが、質のいい睡眠や、朝のすっきりした目覚めを阻害する要因になります。

脳疲労が体に与える悪影響

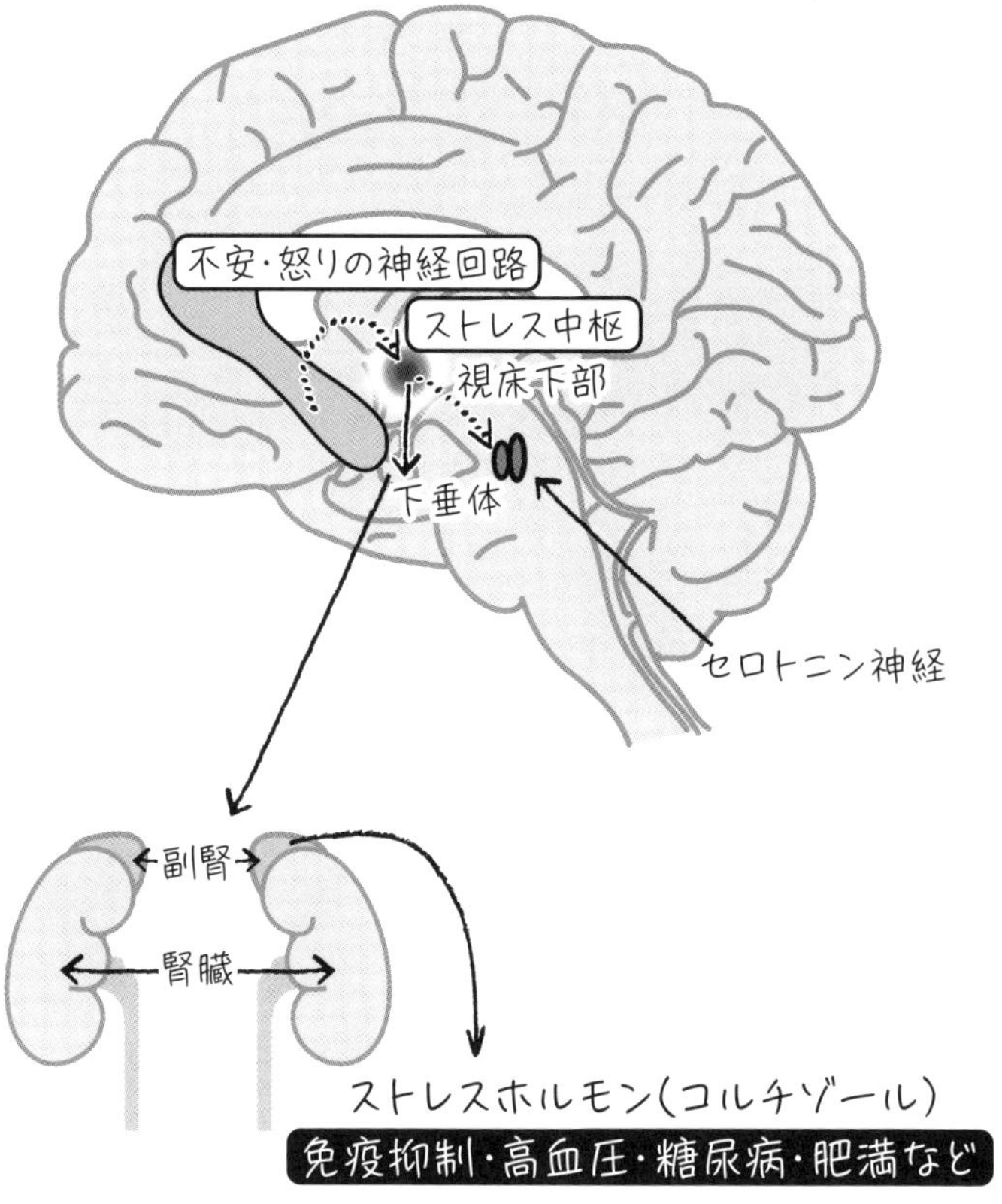

視床下部の「ストレス中枢」が興奮すると
副腎皮質からストレスホルモン(コルチゾール)が分泌されて、
同時に、「覚醒中枢」のセロトニン神経が抑制される

それだけではありません。

のちに詳しく説明しますが、セロトニン神経の働きの抑制は、自律神経失調症や慢性疼痛、うつ病などを引き起こす原因になります。

したがって、セロトニン神経の働きを毎日の生活で弱らせないように、活性化させ続ける努力と工夫が必要で、それが「心の疲れ」をこじらせないためには不可欠なのです。

私はセロトニン神経を活性化させる、さまざまな方法について、三〇年近く研究してきました。本書ではその方法を**〝セロ活〟**と呼ぶことにします。

大学を定年退職してからは「セロトニン道場」を開設して、長年の研究成果をベースに、強迫性障害やうつ病などの患者さんを指導してきました。

「心の疲れ」は、ちゃんと対策を取れば、未病のうちに回復させることができます。

大切なことは、心の疲れをこじらせないこと。

そして、〝セロ活〟を継続すること。

そのことに尽きるのです。

太陽の光を浴びること、そして運動すること！

うつ病は、「セロトニン神経」の活動が弱ることで発症する病気です。

したがって、うつ病治療薬であるＳＳＲＩ（選択的セロトニン再吸収阻害薬）は、脳内セロトニンレベルが低くならないようにすることを目的としています。

セロトニン神経の働きが、ストレスや悪しき生活習慣などで抑制されて、セロトニン分泌が減ってしまう、すなわち**「セロトニン欠乏脳」**になってしまうと、うつ病が発症するのです。

そして、セロトニン神経の活動を弱らせる最大の原因が、やはり「デジタル依存」なのです。

デジタル依存の生活がなぜセロトニン神経の活動を弱らせるのでしょう。

それは、セロトニン神経の「活性化因子」がなんであるかを知ればわかります。

セロトニン神経を活性化させるもの。それは、

①太陽の光

②運動

の二つです。非常にシンプルです。

お日さまを浴びて、体を動かせば、セロトニン神経は活性化されるのです。しかし、デジタル依存症の生活は、この二つと無縁なのです。

あらゆる動物の生命活動の〝要〟

「太陽の光と運動……なんだ、そんなことか」と思うかもしれません。

しかし、じつはこの二つは、あらゆる動物の生命活動の〝要《かなめ》〟なのです。

地球上で生命活動を営むものには植物と動物があります。植物の生命に不可欠な

のは、太陽光と水と空気（炭酸ガス）です。

一方、動物は、その名のとおり、自ら動いて（**歩行のリズム運動**）獲物を取り、それを噛んで（**咀嚼《そしゃく》のリズム運動**）体内に取り入れ、血液に吸収された栄養物を、呼吸によって（**呼吸のリズム運動**）吸い込んだ酸素を使って全身の細胞にエネルギーとして運びます。

これが動物の生命活動の基本です。つまり**「歩行」「咀嚼」「呼吸」の三つのリズム運動**が、生命を維持する基本だということです。


この三つのリズム運動をつかさどる神経機構は「脳幹」に存在します。それらの構造の正中部（縫線核《ほうせんかく》）に「セロトニン神経」が位置しています。

ようするに、**歩行・咀嚼・呼吸のリズム運動をしっかり行なうとセロトニン神経が活性化されるように私たちの脳はできている**のです。

生命活動に直結した運動が、動物である人間の生命力の源になっていて、セロトニン神経がその仲介役を担っているということです。

電灯の明かりはセロトニン活性化に役立たない

「歩行」
「咀嚼」
「呼吸」

この三つのリズム運動と、もう一つ、「セロトニン神経」を活性化させる因子である**太陽の光**。

人間の脳には、太陽光を網膜を介して電気信号（インパルス）として受け取り、「セロトニン神経」を活性化させる回路が備わっています。

北欧などでは冬に「冬季うつ病」が増えます。それは、太陽の光を浴びない生活を続けることによってセロトニン神経の活動が弱まるからです。

一〇〇年前にエジソンによって発明された電灯は、視覚機能という面からいうと

2つの「セロトニン神経活性化因子」

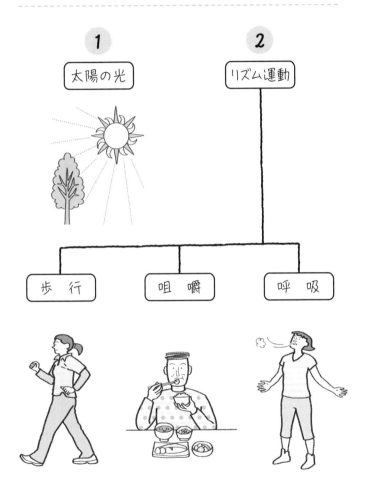

太陽の代わりになりました。

しかし、電灯はセロトニン神経の活性化には役に立ちません。

なぜでしょうか。

「照度」が足らないからです。

太陽光は一万ルクス以上の照度があります。電灯光は通常五〇〇ルクス以下しかありません。

人類は大昔から太陽が昇るとともに、起きて狩りをしたり、畑をたがやしたりする生活をしてきました。その営みのなかに自然とセロトニン神経を活性化させる因子があったのです。

朝になってもカーテンを閉めたまま、寝っ転がっている生活をしていると、セロトニン神経も寝たままの状態です。

さらに、日中、部屋のなかで太陽の光を浴びずに、ほとんど体を動かさないデジタル三昧の生活を続けていると、やがてセロトニン神経は正常に活動しなくなり、生命力＝元気は湧いてこなくなるのです。

その結果、心身にさまざまな問題が引き起こされるのです。

「コロナうつ」は、増えて当然

さて、ここでちょっと直近の話題に目を向けましょう。

本書の執筆中にコロナ禍が勃発しました。

中国ではじまった新型コロナウイルスの感染が全世界に広がり、大勢の人々が亡くなりました。日本では、緊急事態宣言が出され、不要不急の外出が禁止されました。

その効果によって、爆発的な感染拡大はいったん抑えることができ、緊急事態が解除されましたが、新たな問題として、いわゆる**「コロナうつ」**が話題にのぼってきました。

「自粛生活」を強いられたことによって、もともと元気で生活していた人が、うつ傾向になるなど、メンタルヘルスの問題を抱えてしまったのです。

本書で解説するように、心身ともに元気で過ごすための源である「セロトニン神経」は、毎日の生活のなかで絶えず活性化される必要があります。

太陽の光、そして運動が、セロトニン神経の活性化因子だといいましたが、「引きこもり生活」によって、太陽の光も浴びない、体もちゃんと動かさないでいると、しだいにセロトニン神経が弱ってしまうのです。

そのメカニズムやエビデンスについて、本書ではこのあと詳しく解説していきますが、ここでは、「引きこもり生活」をすると、元気の源であるセロトニン神経が弱まり、セロトニンの分泌量が減り、メンタルヘルスの問題が発生してしまう、という事実を、心に留めておいてください。

「三密」は、心にも悪影響がある

さて、感染拡大がいったん収束して、もとの生活が再開されつつあるときに、もう一つ深刻な問題が浮き彫りになってきました。

私たちの生活環境が、元来、コロナウイルスの感染拡大の温床となる危険性を秘めていたことです。

それは、いわゆる「三密」です。密閉・密接・密集の生活環境です。

都市の生活環境は基本的に「三密」です。職場も、学校の教室も、飲食店も、娯楽施設も、そして交通機関である電車・バス・飛行機・船……すべてそうです。

この生活環境は、文明化、合理化された都市生活の究極の形ともいえますが、それがコロナウイルスの温床なのです。ですから、すんなりと、もとの生活に復帰できないという現実、問題が、浮き彫りになってきたのです。


では、どうすればいいのか。

「三密」とならないように工夫するしかありません。新しいライフスタイルが求められます。具体的には、テレワークやオンライン・コミュニケーションによる新生活です。現代はデジタル全盛の時代で、テレワークやオンライン・コミュニケーションが実践しやすい状況にあります。

ただし、**デジタル三昧になっては絶対にダメ**です。

セロトニン神経が弱まらないように配慮しなければなりません。オンラインを大いに活用しながら、太陽の光をたくさん浴びて、自然のなかで適宜、体を動かす行動を意識的に取り入れて、心身ともに健やかな新しいライフスタイルを構築していかなければなりません。

コロナウイルスのさらなる感染拡大も予想されます。ウィズ・コロナの時代です。また、今後、コロナとは別のウイルスが現れ、感染が拡大する可能性も否定できません。

見方を変えると、今回のコロナ禍は、現代人に「人間本来の生き方に立ち返れ」と教えているのかもしれません。

セロトニンが脳に与える「五つの指令」

ここで、「セロトニン神経」について、現在までに知られている脳科学の知識をまとめておきましょう。

人間の脳には約一四〇億個の神経細胞があります。

一般に、神経は電気信号（インパルス）によって指令を伝達し、神経末端から神経伝達物質を分泌して、標的細胞に影響を与えます。

脳内には数十種類の神経伝達物質があることが知られていますが「セロトニン」もその一つです。

そして、そのセロトニンを細胞内で合成・分泌し、それを情報伝達に利用するのがセロトニン神経です。数万個のセロトニン神経が、脳の一番奥、「脳幹」という場所（縫線核）にあります。

セロトニン神経はたった数万個なのですが、驚くことに、「軸索《じくさく》」というケーブルを使ってセロトニンを分泌し、脳全体に影響を与えているのです。

セロトニン神経の活動特性も明らかになっています。

セロトニン神経は、睡眠中にはほとんど活動せずに、朝の覚醒とともに規則的な活動をはじめ、セロトニンを分泌します。

そして、次の五つの「覚醒時の脳機能を演出する」働きを開始します。

①朝の目覚めをよくする
②心のバランス（平常心）を保つ
③自律神経を整える
④不定な痛みを抑える
⑤顔つきや姿勢をシャキッとさせる

つまり、朝の起床時に、セロトニン神経が正常に活動を開始すれば、すっきり目覚めて、心がポジティブになります。

顔つきや姿勢もシャキッとします。

頭も心も、体の働きも活発になるのです。

セロトニンの5つの働き

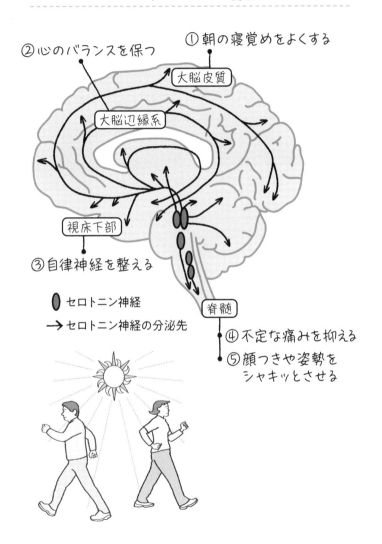

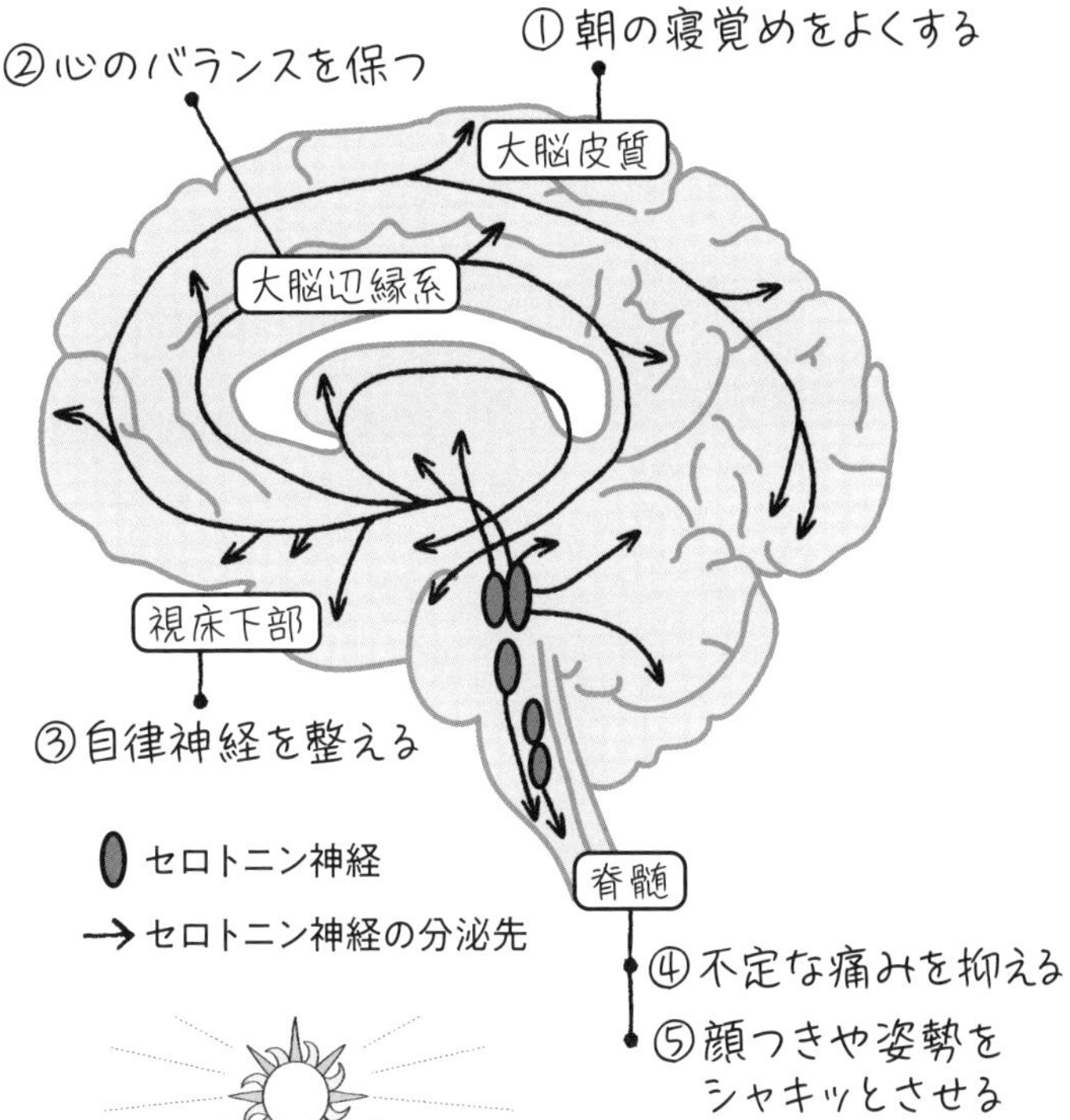

昼夜逆転は、悪しき生活習慣の極み

すでに説明したとおり、「セロトニン神経」の活性化因子は、「太陽の光」と「運動」です。

したがって、現代のデジタル社会は、セロトニン神経の活性化という点でも、好ましくありません。部屋にこもって太陽の光を浴びず、デスクの前に座って体をほとんど動かさない、といった生活が長時間続くからです。

最悪なケースが、昼夜逆転の引きこもり生活です。

そんな生活を続けていると、セロトニン神経の活動がどんどん弱まり、頭も心も、体の働きも鈍くなり、やがては病気になってしまいます。

人間のこれまでの歴史を振り返ると、文明化される以前には、日の出とともに生活を開始し、汗水流して肉体労働をしていたわけですから、セロトニン神経の活性化という点では申し分なかったといえるでしょう。

そういった生活では、肉体の疲労はあったとしても、「頭の疲れ」や「心の疲れ」はいまのように問題となる状況ではなかったのです。ところが現代生活では、その自然な営みが失われてしまったのです。

いま、セロトニン神経を積極的に活性化させる工夫や努力が、現代人には必要不可欠になってきているのです。

適度なストレスは、日常生活に必要不可欠

「セロトニン神経」のほかに、もう一つの「覚醒中枢」である**「ノルアドレナリン神経」は、体の内外から発せられる身体的ストレスで活性化されます。**

多くの人は、朝起きるために目覚まし時計を使っているでしょう。

これは「聴覚性ストレス刺激」によって脳を覚醒させているのです。

あるいは、家族の誰かに揺り動かしてもらって起きるときは「触覚性ストレス刺

激」によって脳を覚醒させています。揺り動かしても起きられないときは「痛みのストレス刺激」を加えてもらえば必ず脳を覚醒させることができます。

このように、体の内外から発せられるストレスによって、ノルアドレナリン神経は活性化します。太陽光と運動によって活性化するセロトニン神経とは、まったく異なります。

しかし、ノルアドレナリン神経もセロトニン神経と同じように、夜の睡眠時には活動せず、朝の起床とともに活動を開始し、持続的な働きを行なう、という点は共通しています。

ノルアドレナリン神経は、五感（視覚・聴覚・触覚など）を介してストレス性の刺激が与えられると活性化されて、人間の脳の覚醒レベルをさらに高め、集中力や積極性をもたらします。つまり、ストレスに打ち勝つために脳全体に警報を発し、戦闘態勢をととのえさせるのが、ノルアドレナリン神経の役目です。

私は、**ノルアドレナリン神経は「脳内危機管理センター」**だといっています。

ノルアドレナリン神経は「脳内危機管理センター」

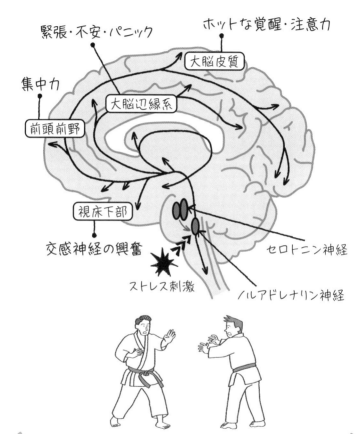

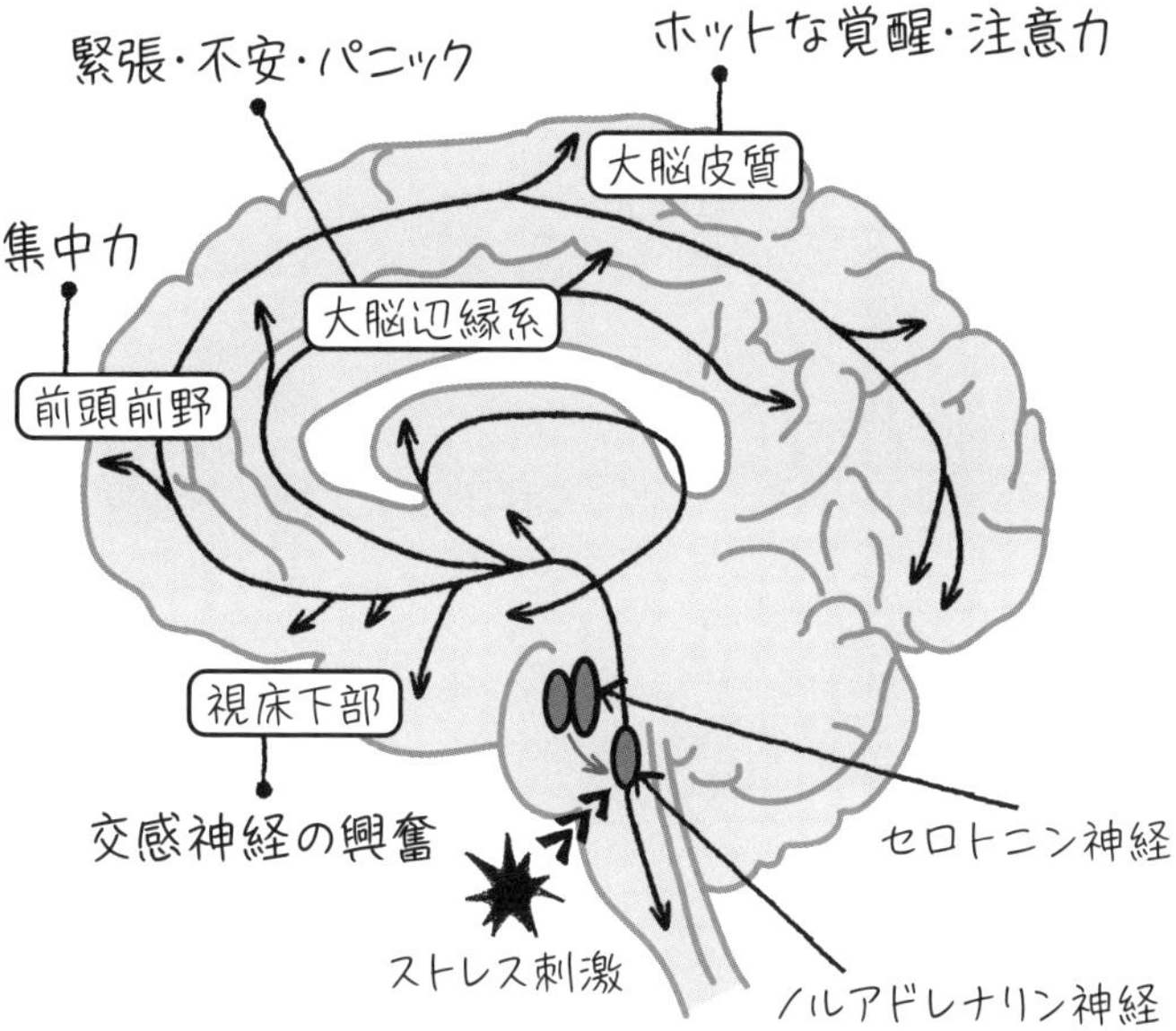

ノルアドレナリン神経は、内外環境からのストレス刺激で
活性化され、即座に反応して、脳内各所に警報を伝達する。
ノルアドレナリン神経はセロトニン神経から抑制性信号を受けている

ノルアドレナリン神経が正常に作動しているおかげで、私たちはさまざまな危機を乗り越えて生命を維持できるのです。

たとえば、敵対動物が対峙したときに、両者の動物は目をむき、牙を出し、うなり声を上げ、攻撃行動の態勢をととのえます。

人間の場合も同じで、たとえば柔道の選手が、対戦相手を前にして、心臓の鼓動が高まり、緊張した気分になり、体が引き締まるといったような状態です。

それを無意識のうちに司令するのが、「脳内危機管理センター」である「ノルアドレナリン神経」です。

誰でも、寝覚めのボーッとした状態ではテキパキとした行動はできません。事前の準備が必要になります。

そこで**無意識のうちに、軽めの身体的ストレスを自らに与え、そうすることでノルアドレナリン神経を適度に活性化し、頭・心・体をベストコンディションに持っていこう**とするのです。そういう意味で、適度なストレスは、人間が活発な日常生活をするうえで必要なのです。

ノルアドレナリンが〝暴走〟してしまうと……

ところが、**「ノルアドレナリン神経」の活動が過剰になると、今度は逆に好ましくない影響が現れます。興奮状態になり、頭が真っ白になり、筋肉が硬くなり、いわゆる「あがり」の状態になってしまう**のです。

この状態になってしまうことに抑制をかけられるのは、じつは「セロトニン神経」なのです。

生命を守るために強力な働きをする「脳内危機管理センター」が、たいした危機でもないのに、やたらに警報を発して、脳を混乱に陥れる状態、つまりノルアドレナリン神経が暴走状態になると、問題です。

たとえば、電車やバスに乗るだけで激しい動悸がしたり、電車のつり革に触ったあといつまでも手を洗い続けてしまったり……。こうなると、「パニック障害」「強迫性神経障害」「不安神経症」などと病院で診断されたりします。

このノルアドレナリン神経の暴走を止めて、平常心を取り戻させるのも「セロトニン神経」の役割なのです。

しかし、「セロトニン神経」の働きが「頭の疲れ」「心の疲れ」で弱っていると、ノルアドレナリン神経の暴走を止められなくなります。

ですから、パニック障害や強迫性神経障害、不安神経症、そして、うつ病の治療薬として、脳内のセロトニンレベルを高く維持する薬（ＳＳＲＩ）が使われるわけです。

もちろん本書では、薬ではなく、自力で脳内のセロトニンレベルを高めるためのメソッドを紹介します。

ストレスを〝意欲〟に切り替える「ドーパミン神経」

脳の疲れを回復する、あるいは疲れない脳をつくる方法として、人間の「認知機能」を活用した方法を紹介しましょう。

簡単にいえば**「ポジティブ思考」**です。

このとき脳内では、**「ドーパミン神経」**が中心的な役割を果たします。

脳内の「情動中枢」である「扁桃体」が「快」の判定を下す状況が発生すると、脳幹・中脳の「ドーパミン神経」が活性化されて、その快をもっと味わいたいという信号を前頭前野《ぜんとうぜんや》に送り、意欲・渇望が生まれます。

たとえば、何か食べ物を口に入れて、脳がそれを「美味しい！」と判定する。すると、もっと食べたいという気分と行動をうながします。

「快」の判定は、通常、眼、耳、鼻、舌、皮膚の五感を介した身体的感覚によって無意識に行ないます。

しかし、意識的あるいは認知的な快の感情、たとえば、**他者からの励ましの言葉をもらったとき、好ましい評価を受けたとき、あるいは自分のなかで何か好ましい状況を思い描いたときも、意欲・渇望は生まれる**のです。

具体的にいうと、「会社でトップの成績をあげたい！」「昇進したい！」「大儲けしたい！」「試験に合格したい！」「試合に勝ちたい！」「彼女（彼）と付き合いたい！」などです。

ここで重要なポイントは、そういった**「快」のイメージを抱くと、「不安・怒りの神経回路」の働きが弱まる、**ということです。

「こうなりたい！」という意欲を持って行動すると、実際には厳しいストレス状況にさらされます。

たとえば、忙しく仕事をしたり、夜遅くまで勉強をしたり、激しく練習をしたりするなど、さまざまなストレスを受けることになるわけです。

そのようなハードワークを他人から強制されれば、間違いなく、「不安・怒りの神経回路」が活性化されてしまいます。

しかし、自らの意志、すなわちポジティブ思考によってそれを行なうのであれば、「不安や怒り」は発生しないのです。

これは、ポジティブ思考が、ストレス状況においても「不安・怒りの神経回路」を活性化させずに、逆にドーパミン神経を活性化させ、前頭前野に信号を送って、

ドーパミンを活性化させる2つの要因

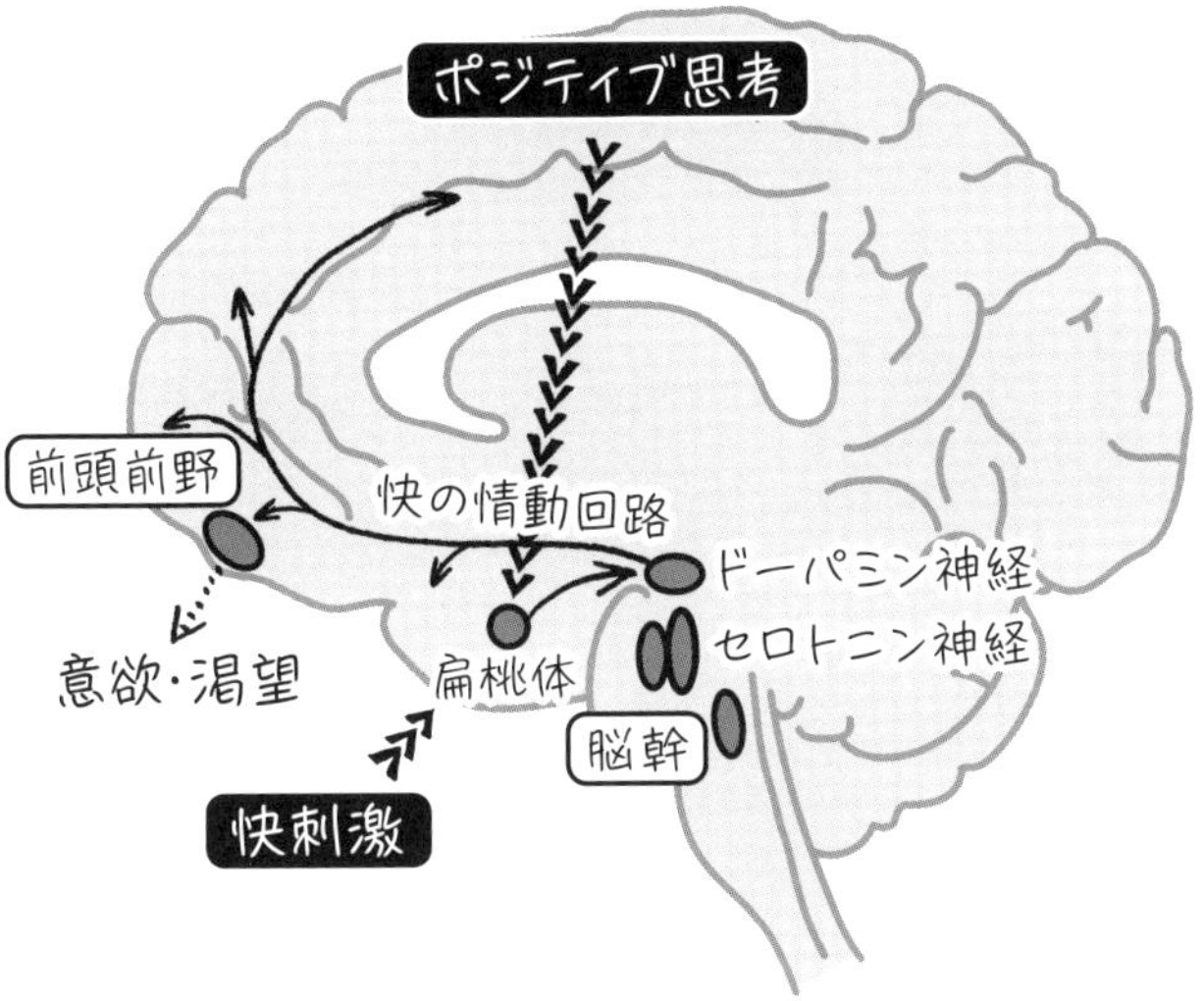

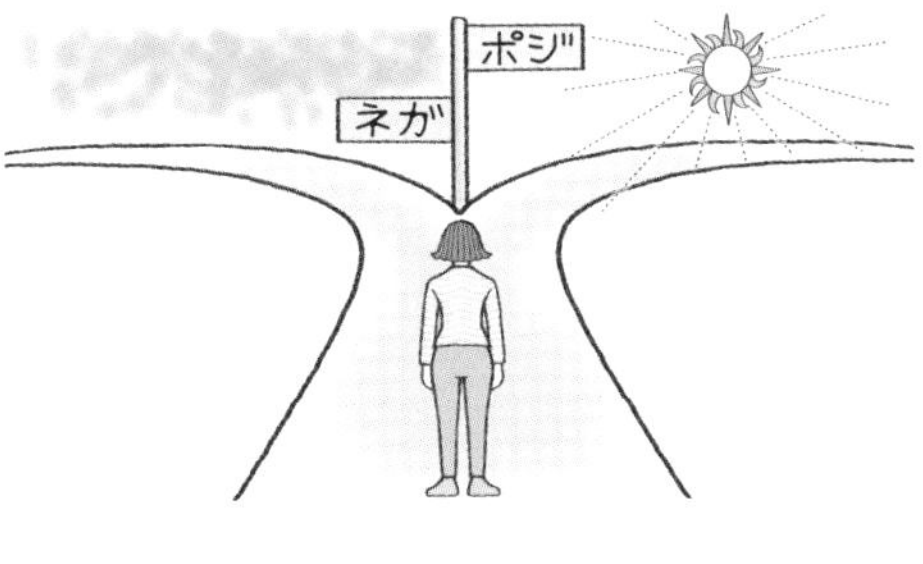

ドーパミン神経は快の感覚刺激や
ポジティブ思考で活性化され、前頭前野へ信号を送って、
意欲・渇望状態を形成させる

前向きに、活発に物事に臨むようにしてくれるからです。

ようするに、**「考え方」や「発想の違い」だけで、活性化される脳内の回路が変わる**ということです。こうした脳のメカニズムをうまく活用して、ストレス対策を行なうのも一つの方法です。

ただし、それには前提があります。

ポジティブ思考をするにも、やはり、心と体の元気を演出する「セロトニン神経」をちゃんと活性化させる工夫や努力を実践して、元気でいなければならないということです。

心と体が元気でなければ、ポジティブ思考はうまくできません。空回りするだけになってしまいます。

逆に、ネガティブ思考が「心の疲労」を悪化させてしまうことを、脳科学で解説すると、こうなります。

失敗や挫折などを経験すると、自分に対するネガティブな評価や感情が大脳（認

ノルアドレナリン・ドーパミン・セロトニンの関係

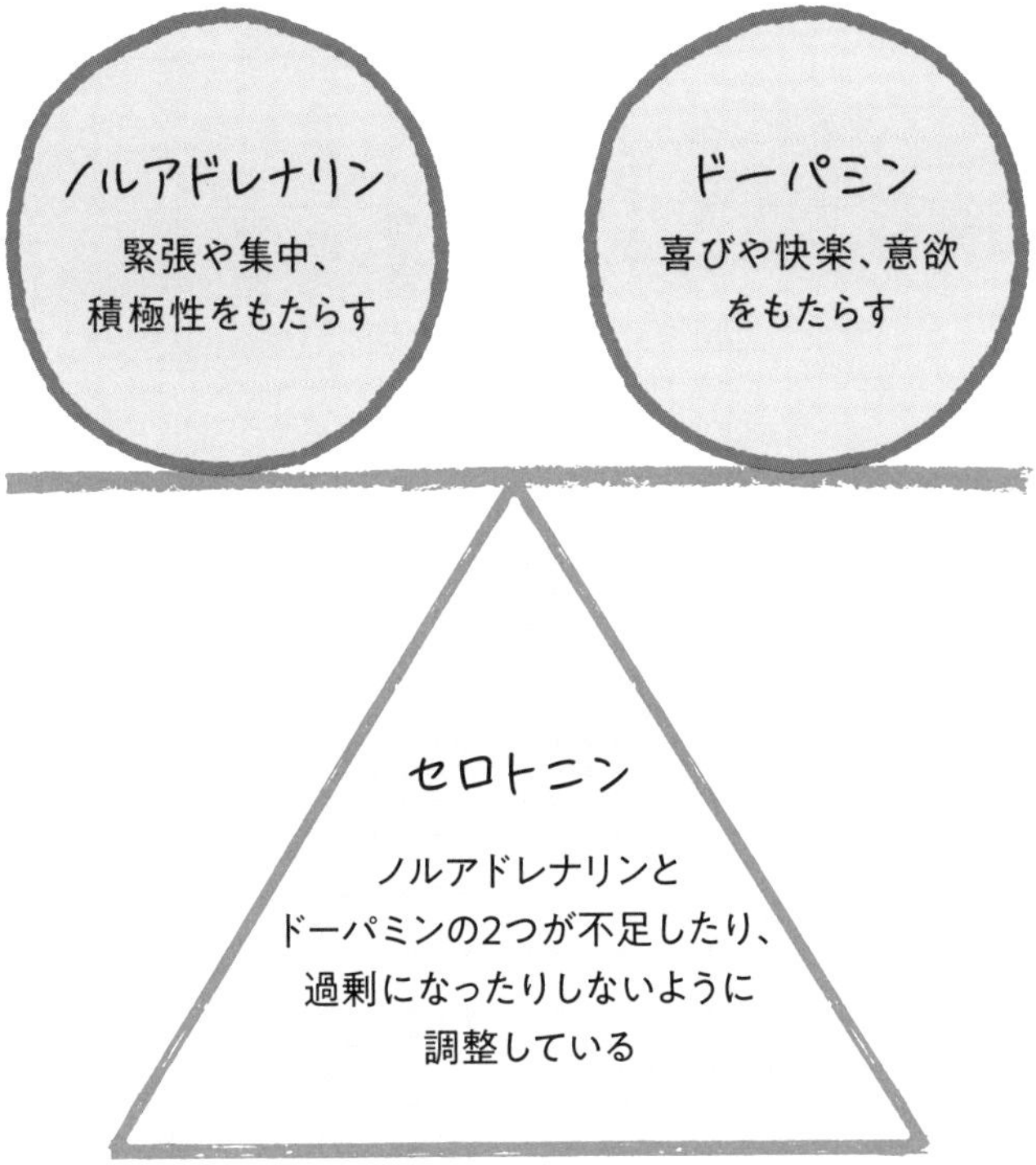
ノルアドレナリン
緊張や集中、
積極性をもたらす
ドーパミン
喜びや快楽、意欲
をもたらす
セロトニン
ノルアドレナリンと
ドーパミンの2つが不足したり、
過剰になったりしないように
調整している

知機能）に記憶されます。

この記憶が何かのきっかけで思い起こされると、「扁桃体」で不快の判定が下されて、「不安・怒りの神経回路」が刺激され、「ストレス中枢」の活性化と同時に「セロトニン神経」の抑制化が起こります。

ネガティブ思考が一時的でなく、クセになってしまうと、やっかいなことになります。「心の疲れ」の回復力を弱めるのです。自分で自分を疲弊させ続けてしまうのです。

そうならないために、本書で紹介する「疲れない脳をつくる」生活や方法を実践するのに加え、日記を書いたり、家族や友人に相談したり、あるいは心理カウンセラーにアドバイスを求めたりしながら、ネガティブ思考のクセを矯正していきましょう。

第2章

ストレスに弱い人の脳、強い人の脳

――「オキシトシン」が心を癒してくれる

「怒り」が爆発するメカニズム

ここから、**慢性疲労の原因となる「怒り」**に焦点をあてます。

「怒り」が爆発するのはどんなときか？

脳の「不安・怒りの神経回路」が暴走したときです。

第1章で解説した、「脳内危機管理センター」として働く「ノルアドレナリン神経」もその一端を担います。

ノルアドレナリン神経を通して受けた外部からのストレス刺激により、「大脳辺縁系《だいのうへんえんけい》」にある「扁桃体《へんとうたい》」が「不快」の判定を下すと、「不安・怒りの神経回路」が活性化されて、同時に怒りの情動が生まれます。

この「不安・怒りの神経回路」は、無意識に働く回路です。

つまり、人の本能をつかさどる回路の一つです。

なお、外部からのストレス刺激ではなく、たとえば、自尊心を傷つけられた、理不尽な要求を受けた、信じがたいニュースを見聞きした、ひどい裏切り行為に遭遇した、などの内部からの不快な情報は、認知機能を担う「大脳皮質」で処理され、扁桃体に伝えられます。

さて、**脳の「不安・怒りの神経回路」が活性化されても、通常は数秒のうちに、その情動を抑えるためのブレーキが作動します。脳の前頭葉《ぜんとうよう》のなかでもっとも前に位置する（オデコのあたり）「前頭前野《ぜんとうぜんや》」がその機能を担います。**

前頭前野には、「集中して判断する、知識を記憶する、アイデアを出す、共感する、意欲を掻き立てる」といった、「人間性」に関わる諸機能があります。それらのなかに、「怒り」をコントロールする（切り替える）機能もあります。

その機能を、ここでは、

「切り替え脳」

と呼ぶことにします。

「不安・怒りの神経回路」が活性化されると、通常は数秒のうちにこの「切り替え脳」（前頭前野）に信号が送られ、切り替え脳がブレーキをかけます。

しかし、なんらかの原因によってこのブレーキが利かなくなると、「不安・怒りの神経回路」が暴走するのです。

「怒り」をコントロールする「切り替え脳」とは？

「切り替え脳」のメカニズムについて、もう少しお話ししましょう。

「ウソ」の脳科学研究において「切り替え脳」の存在が証明されています。

ある実験で、被験者に種々の質問をして、正しい回答と、あえて間違った回答（ウソの回答）をさせるようにしてみました。

このとき、脳画像解析をしたところ、**あえてウソの回答をするときのみ、前頭前野の腹外側部《ふくがいそくぶ》が活性化された**のです。

つまり、あえてウソの回答をするために脳を「切り替える」必要があったためで、この部分に「切り替え脳」があるとされています。

また、反応時間について、正しい回答をするときよりも、ウソの回答をするときのほうが遅れることもわかりました。これも、あえてウソの回答をするために脳を切り替える必要があり、そのステップが追加されたために、反応時間に遅れが出たと解釈されます。

この研究結果は、犯罪捜査におけるウソ発見器でも活用されています。人がウソの供述をすると、前頭前野の腹外側部が活性化される、つまり「切り替え脳」が活性化されるということです。

こんな事例もあります。一八四八年、アメリカの鉄道作業員フィネアス・ゲージ氏が爆破作業中に事故に遭い、鉄の棒が脳の前頭部を貫通してしまいました。さいわい一命はとりとめましたが、彼の前頭前野は破壊されてしまったのです。

退院後のゲージ氏は、言葉を話すこともでき、歩行や運動機能も正常、記憶も問題がなく、もちろん、寝ることにも食べることにも障害はありませんでした。

一見、なんの問題もないように見えましたが、再会した同僚から「昔の彼ではない」といわれるほど「人格」が変わってしまったのです。人の気持ちが読めなくなり、非常に怒りっぽくなり、意欲も低下してしまったそうです。

このように「切り替え脳」が損傷されると、平然と殺人などを犯すようになってしまうという報告もあります。

人は年を取るとなぜ丸くなるのか

右のように、私たちの脳には、「切り替え脳」が前頭前野に備わっていて、この「切り替え脳」が、状況を判断しながら、取るべき反応や行動を柔軟に切り替えて表出するように働いています。

日常生活において、何か「怒り」が湧くような状況が起きても、数秒のうちにこの「切り替え脳」が作動して、「まあ、いいか」「いや、しかたない」「でも、ここは我慢だ」というように、「怒り」の反応・行動を抑制するのです。

それも、ただ単純に抑制するだけではなく、現状に合わせた最適な反応・行動を選択しようとします。

通常、「怒り」の感情は、生命をおびやかすほどの破壊的な側面を持っていますから、反応・行動後に人間関係を損ねたり、あるいは人を殺傷したりするなどの取り返しのつかない事態を起こしてしまうこともあります。そういった例は、枚挙にいとまがありません。

そのことを私たちは、人生経験によって学びます。

「ケンカや争いを繰り返しつつ人は丸くなっていく」ともいわれますが、これは「切り替え脳」が発達していくことで、怒りが湧き上がってもすぐには過激な反応・行動をしないようにブレーキをかけるのが上手になっていくということです。

ところが、怒りを誘発するストレス刺激があまりに何度も繰り返されると、「堪忍袋の緒が切れた」と表現されるように、「切り替え脳」による一時停止が、きちんとできなくなります。

そうすると「キレる」わけです。「怒り」の爆発が起きてしまうのです。

慢性疲労は、人を攻撃的にする

「怒り」のコントロールにも、「セロトニン」が重要な役割を担います。「切り替え脳」がスムーズに働くためには、潤滑油としてのセロトニンが不可欠なのです。

その証拠として、脳内のセロトニンが枯渇すると、「攻撃行動」に歯止めが利かなくなるという実験報告があります。

前頭前野の「切り替え脳」は、脳幹の「セロトニン神経」から濃密な神経連絡があることが解剖学的に知られています。

そのデータをベースに、次のような実験が行なわれました。

ラットのセロトニン神経を薬物で破壊して、脳内にセロトニンの分泌が起こらないようにします。

そうすると、ラットはマウス殺しをするのです。

同じケージに大きな体のラットと小さなマウスを一緒に棲まわせると、通常は

「切り替え脳」はここにある

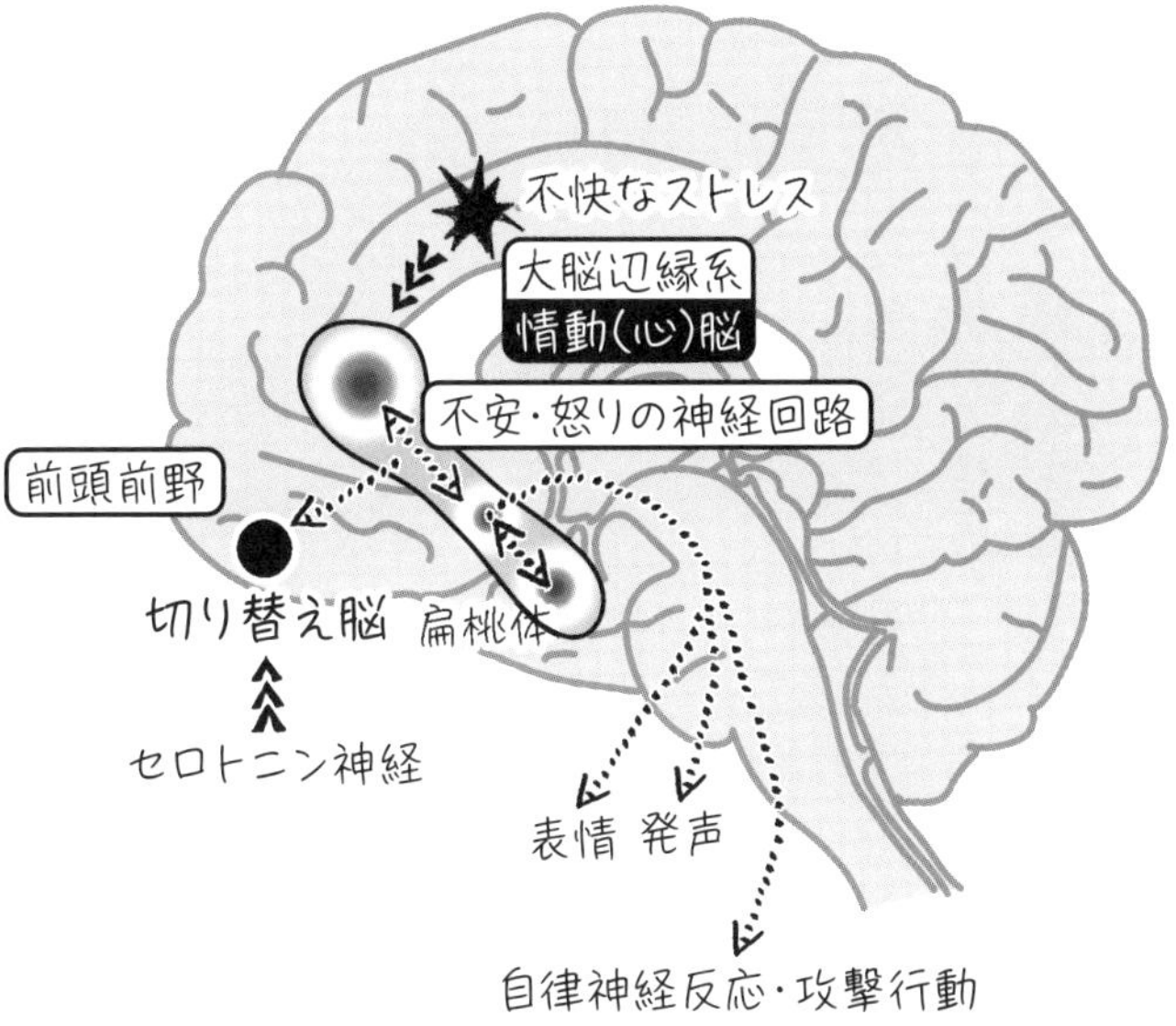

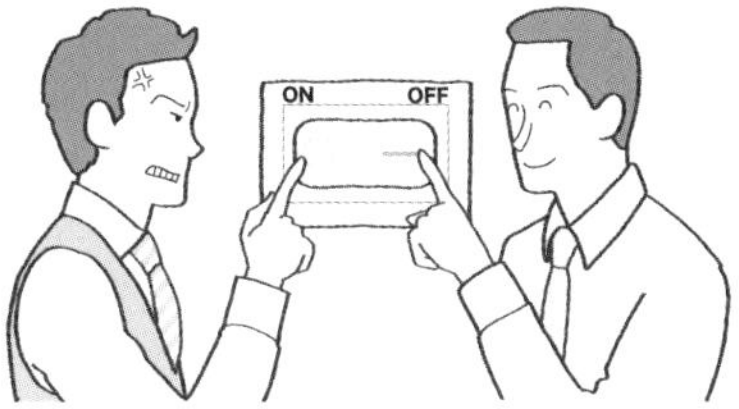

「不安・怒りの情動回路」が活性化されると、
数秒のうちに前頭前野の「切り替え脳」に信号が送られて、
「怒り」行動にブレーキがかかる。
「切り替え脳」はセロトニン神経から豊富な分泌を受ける

ちょっとしたちょっかいをかける程度で、大きな争いもなく、ケージ内でともに過ごします。

ところが、セロトニン神経が破壊されたラットの場合は、衝動的な攻撃行動に歯止めが利かなくなって、マウスを殺してしまうのです。

これは「切り替え脳」がスムーズに働く潤滑油（セロトニン）がないために、攻撃行動にブレーキが作動しなくなるからです。

つまり、「切り替え脳」をスムーズに働かせるためは、セロトニンが不可欠だと考えられます。

人間も同じです。

慢性疲労の状態に陥ってしまうと、セロトニンの分泌が減少し、さまざまなメンタルヘルスの症状が現れます。そのなかに、「キレやすい」すなわち、「怒り」をコントロールできなくなる症状もふくまれます。

誰でも疲労がたまってくると、キレやすくなりますが、その理由は、セロトニンという潤滑油が足らなくなったために、「切り替え脳」がうまく作動しなくなるからです。

「セロトニン欠乏脳」にならなければ、「切り替え脳」は正常に作動するわけなのですから、これは、人が怒りやすくなるのは、人格の異常などではなく、「疲労」が原因だと考えられます。

ですから、**なんだかイライラする、怒りっぽくなっている、と思ったら、疲れがたまっている、ストレスがたまっていると考える。セロトニンの分泌が減少していると理解する。**そして、「セロトニン神経」を再活性化させる営みを積極的に行なって、その暴発リスクを回避しなければなりません。

「キレる」大人が最近、増えている

最近、「キレる」大人が増えています。

警視庁の犯罪統計データによると、暴行事件で検挙された人数が、この二〇年間に、働き盛りの年齢層で急増しています。

これまで暴行事件といえば、若い世代に多いと思われていました。たしかに二〇年前まではそうでした。二〇〇二年までは、一四～一九歳までの若年層が、暴行事件で検挙される数でトップでした（年間五八八五人のうち一六五七人）。

ところが、その後になると、三〇代、四〇代、五〇代の検挙件数がうなぎのぼりになり、四〇代が、二〇一八年時点で六倍（九五七人→六〇二七人）にまで増加しトップに。次いで三〇代（九七五人→五二四一人）で、一〇代は最低（一一一三人）となっています。

いわゆる働き盛りで分別のある世代がもっとも多く暴行事件で検挙される時代になったのです。

暴行事件というと、最近よく駅員への暴力行為がニュースで話題になります。これも一五年ぐらい前から増えはじめています。

駅員への暴力行為が発生するのは夕方以降の時間帯に多いのですが、必ずしも飲酒だけが原因ではありません。理由がはっきりしていないケースが四割ぐらいあります。

ようするに、ちょっとしたことでキレてしまい、暴行事件を起こして検挙に至ったケースが少なくないのです。

現代のデジタル社会では、パソコン三昧のストレスフルな仕事生活を余儀なくされますから、**夕方には多かれ少なかれ「セロトニン欠乏脳」の状態になって、帰宅の途につく**ことが理由として考えられます。

そして混雑した駅構内や電車内でストレスがかかることで、「切り替え脳」が正常に働かなくなり、ちょっとしたことにキレてしまう、というわけです。まさにデジタル社会の負の側面といえるでしょう。

また、最近のコロナ禍で、「引きこもり生活」を余儀なくされて、「セロトニン欠乏脳」に陥ってしまい、家庭内暴力が増えたのも、同じメカニズムだと考えられます。

失われた、「仕事帰りにちょっと一杯」の生活

私は戦後生まれの団塊の世代です。昭和の時代に日本の経済成長を支えたサラリーマンたちの世代には、**「仕事帰りにちょっと一杯」の生活**がありました。

パソコンもスマホもない時代、一日の仕事の疲れを、帰宅途中に同僚とちょっと一杯やってリフレッシュする光景が、当時、ごく普通に見られました。

しかし、このスタイルは、いま、あまり見られなくなってしまいました。仕事が終わると、サッサと帰宅して、スマートフォンやパソコンでインターネットやゲームに没頭する。そんな生活スタイルの人が増えたのです。「仕事帰りにちょっと一杯」の生活は失われました。

しかし、じつは**脳科学的には、この「仕事帰りにちょっと一杯」の生活が、大変すぐれたストレス解消法**だったのです。

その根拠は、

①「グルーミング効果」により脳内物質の「オキシトシン」の分泌がうながされる
②その「オキシトシン」が、脳内の「ストレス中枢」を鎮静化する

ということにあります。

また**「セロトニン神経」は、このオキシトシンの分泌によって活性化される**ことも判明しています。

これを私は大変な大発見だと思っています。

グルーミングとオキシトシンについて詳しく説明しましょう。

「オキシトシン」が、脳から「一日の疲れ」を消す

「グルーミング」というと、みなさん、サルのノミ取りなどを思い浮かべるかもしれません。

あれはノミを取る〝衛生行動〟という側面もありますが、動物行動学では「ストレス解消」の行動とされています。

サルは群れで生活しますから、仲間同士のいがみ合いや厳しい上下関係など、日々ストレスにさらされています。

そんなサルたちは、一日のうち、かなりの時間をグルーミング（心地よいスキンシップ）に費やしているとされます。そうすることでストレスを解消しつつ、群れでの生活を楽しんでいるのです。

脳科学では、**「心地よいスキンシップ」であるグルーミングが、脳内のストレス解消の秘薬＝オキシトシンを分泌させる**ことが多方面から証明されてきています。

第1章で、「ストレス中枢」の興奮がストレスホルモンであるコルチゾールを分泌させる、という話をしました。

このストレスホルモンが、グルーミングによって減少するという報告があります。

ペット（犬）を使った研究です。

犬を狭いケージに閉じ込めると、拘束ストレスのために犬のコルチゾール（ストレスホルモン）が増加します。その状況下で、人間が犬をなでるグルーミングをほどこすと、コルチゾールが減少し、同時にオキシトシンが増加するのがわかったのです。一方、グルーミングをされないと、コルチゾールは上がったままです。

最近の脳科学研究では、ストレス中枢に隣接してオキシトシンを合成・分泌させる神経細胞が見つかっています。

その**オキシトシンが、ストレス中枢に対して直接作用し、コルチゾールの分泌を抑える**ことが明らかにされています。

したがって、前述の犬の拘束実験では、グルーミングによって犬の脳内オキシトシンの合成と分泌が促進されて、それが、隣接するストレス中枢の興奮を直接鎮静化し、その結果、コルチゾールが減少した、と考えられます。

また、この実験では、なでられるペットの癒し効果が科学的に証明されたわけですが、じつは、なでる側の人間でもオキシトシンが増えて、ストレスが解消される事実も確認されています。

「ペットセラピー」の驚くべき効用

以前、「ペットセラピー」の効果をテーマにしたテレビ番組が企画され、私は、人のオキシトシンとコルチゾールの変化を検証する機会を得ました。オキシトシンもコルチゾールも、その体内変動をいまでは唾液で簡単にチェックできます。

番組に協力してくれた男性は、自宅で治療院を経営する方で、仕事が終わるとしばらくペットの犬と戯《たわむ》れる生活をしているとのことでした。

そこで、仕事を終えた直後のオキシトシンとコルチゾールの数値と、ペットと戯れた（グルーミングをした）直後のそれを測定し、比較してみました。

すると、グルーミングをしたあとにコルチゾールが減少し、オキシトシンが増加したことが認められたのです。

この実験映像では、この方が夢中で愛犬と戯れ、心から楽しんでいる様子がとても印象的でした。

その愛犬とのグルーミング行為が、ストレス解消の脳内秘薬＝オキシトシンの分泌をうながし、それがこの男性の「ストレス中枢」の興奮を鎮めたと考えられます。


少々専門的に解説しましたが、あまり難しく考えなくてもけっこうです。

たとえペットを飼っていなくても、たとえば、お子さんのいるサラリーマンなら、帰宅後、子どもと相撲ごっこやレスリングごっこをするだけでも、グルーミングになります。一日のストレスが解消されるのを実感するはずです。子どもをハグするだけでも十分な効果があります。


最近、「猫カフェ」や「ふくろうカフェ」が流行っているようですが、それもデジタル時代におけるニーズといえるでしょう。

動物と心地よく触れ合うことは、ストレス解消になるのです。

脳と体はそのようにできているのです。

「おしゃべり」は人間同士のグルーミング

また、直接肌を触れ合わなくても、**心地よく誰かと「おしゃべり」をするだけでオキシトシンが分泌される、**ということが脳科学で証明されています。

だから、「仕事帰りにちょっと一杯」がストレス解消に役立つのです。「仕事帰りにちょっと一杯」にはグルーミングと同じ効果があります。

ワイワイ、ガヤガヤ、おしゃべりすること自体が大切で、おしゃべりの内容は基本的にどうでもよいのです。

ただし、難しい哲学談義や込み入った仕事の話はダメ。

「心地よさ」が絶対条件です。気心の知れた同僚と楽しくおしゃべりをすることでオキシトシンが分泌されるのです。

女性は男性よりストレスに強いと一般に考えられていますが、これは、女性にはおしゃべりが好きな人が多いからだと考えられます。

おしゃべりが好きな人は、いつでもどこでも、機会を見つけては誰かと心地よくおしゃべりをする。それによってオキシトシンが分泌され、「ストレス中枢」の興奮を鎮めているのです。

「ちょっと一杯」の場合は、アルコールがストレス中枢の興奮を鎮めているとも考えられます。

しかし、女性の場合にはアルコールなしでもOKなわけで、やはり、人のストレス中枢の興奮を鎮静化する主役は、オキシトシンといえるでしょう。

ですから、**男性も、もっと「おしゃべり」をしましょう。**

その効果を活用しましょう。

恋人とのおしゃべりでもいいですし、親友とのちょっとした長電話でもいいでしょう。

夕食を食べながらの家族団欒にも同じ効果があります。

子どもが遊びまわっているのをニコニコしながら見ているのだって十分なグルーミング効果をもたらします。

なお、**SNS上などでの「おしゃべり」では、残念ながら、オキシトシン分泌には至りません。**

なぜでしょうか。

デジタル化された文字情報は、大脳の「言語中枢」には届きますが、「情動中枢」にまでは届かないからです。

つまり「心地よさ」が生まれにくいのです。デジタル文字は「事務連絡」には最適ですが、「心の交流」には向いていないといえるかもしれません。むしろ絵文字のほうがよいと考えられます。

「セロトニン欠乏脳」を改善する

オキシトシンが「グルーミング」によって脳内で分泌されると、「ストレス中枢」

癒しホルモン「オキシトシン」の力

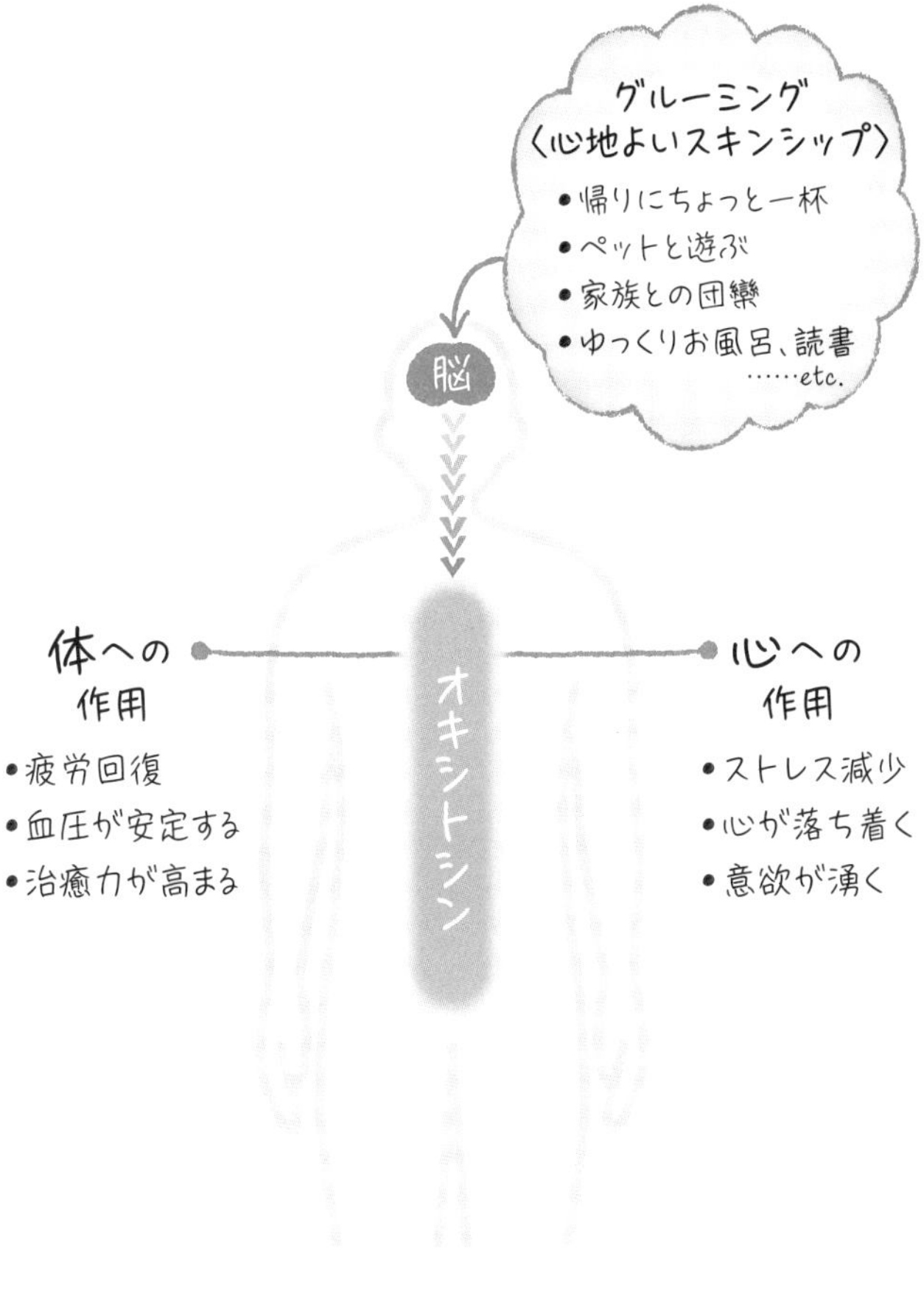

オキシトシンは、哺乳類だけが持つ、
すごい脳内物質

の興奮が鎮まるだけではなく、「セロトニン欠乏脳」も改善されます。

その理由は、「セロトニン神経」にオキシトシン受容体があるからです。

グルーミングによって、オキシトシンの分泌が脳内で増えると、同時に脳内のセロトニン神経も活性化されてセロトニンの分泌も増えるということが明らかになっています。

先ほど、一日の仕事が終わったとき、脳は「セロトニン欠乏脳」になっている、といいました。

その状態を、グルーミングが改善してくれるということです。元気を回復させてくれるのです。

仕事、育児、介護……で疲労がたまり、「セロトニン欠乏脳」になって、キレそうになったら、誰かと「おしゃべり」をしましょう。

脳内秘薬のオキシトシンを分泌させましょう。

お金もかからないですし、誰でもすぐに手軽に実行できます。

ところで、オキシトシンは、哺乳類だけが持つ脳内物質です。爬虫類も鳥類も持っていません。

地球上で人類をふくめた哺乳類が進化の頂点に立てた一因には、オキシトシンという脳内物質を備えたからだと私は考えています。

ストレスを受け流す脳をつくる

さて、「怒り」の話題に戻りましょう。

ここまで「不安・怒りの情動回路」が活性化されたときに、いかに「切り替え脳」をきちんと働かせるかについてお話ししましたが、「怒り」のコントロールでは、「不安・怒りの情動回路」が動き出す手前で、すなわち、「扁桃体」に信号が送られる前に抑えることも重要です。

その一つは、「ノルアドレナリン神経」の暴走を事前に食い止めること。外部からの不快なストレス刺激によってノルアドレナリン神経が過剰に興奮するのを防ぐのです。

ノルアドレナリン神経の暴走は、「セロトニン神経」の活性化によって抑えることができると、第1章で述べました。

しかし、慢性疲労状態や、昼夜逆転のような悪しき生活習慣に陥り、セロトニン神経の活動が弱っていると、ノルアドレナリン神経の暴走を抑えることができません。

つまり、セロトニン神経は、「怒り」が発生する入口（ノルアドレナリン神経の過剰興奮を抑える）と、「怒り」が発生してしまったあとの出口（「切り替え脳」をスムーズに働かせる）の二か所で、「怒り」をコントロールしているということになります。

人間は、生きて生活する限り、多かれ少なかれ、外部から絶えず不快なストレス刺激を受けています。

通勤途中の駅の構内、電車のなか、職場……ありとあらゆる場所に、不快なストレス源が散在しています。それにいちいち過剰反応していては、まともな社会生活はできません。

したがって、それらを上手に受け流すことのできる脳を保つ必要があります。そのためには、日頃からセロトニン神経をしっかりと活性化させて「疲れない脳」をつくっておくことです。

そうすれば、ちょっとやそっとのことでは、ノルアドレナリン神経の警報に悩まされることはありません。

セロトニン神経をしっかりと活性化しておく——。

それこそが、毎日を快適に過ごす秘訣といえるでしょう。

ネガティブな感情をため込まない、二つの方法

「怒り」のコントロールでは、「不安・怒りの情動回路」が動き出す手前で、すなわち、扁桃体に信号が送られる前に抑えることも重要で、その一つは、「ノルアドレナリン神経」の暴走を事前に食い止めることだ、といいました。

もう一つ、**大脳で発生したネガティブな感情を扁桃体の「情動回路」にできるだけ伝えないようにする**ことです。

つまり、**ネガティブな感情をため込まないようにする**ことが「怒り」のコントロールでは重要なポイントです。

脳科学的な見地からいうと、そのためには二つの方法があります。

①「言語化」して発散する

大脳で発生したネガティブな感情が、扁桃体の情動回路に伝達される前に「言語化」し、大脳内部で処理を終えてしまうのです。

ちょっと専門的すぎる言い方かもしれませんが、ようするに、**たとえば、何か嫌な気分になったとき、友人や家族に吐き出す、紙に書き出すなどして、不快な感情をため込まないようにする、**ということです。

ただし、不快な感情を言葉にするときは、見ず知らずの第三者に向けたりしてはいけません。

ましてSNSなどで発信してしまうと、とんでもない騒動に発展するリスクもあります。

むしろストレスを抱える結果につながる危険性もあるので、身内や、気のおけない親しい友人にとどめておかなければなりません。

また、言語化するときは、「怒り」をぶちまけるようにしてはいけません。理性的な発言をすることが大事です。

②淡々としている

大脳で発生したネガティブな感情に対して、できるだけ快・不快の判定を下さないようにすることです。

すなわち、快でも不快でもない判定をするよう努めること。いわばネガティブな感情と闘わない、ネガティブな感情に右往左往しない姿勢と態度を貫くことです。

ちょっとやそっとのことでは平常心を乱されない、淡々とした態度です。そんな脳の習慣を身につけるのです。

でもこれは、たやすく実現できることではありません。

セロトニン神経を活性化させ続ける不断の努力と工夫が求められ、これは一種の「修行」なのです。

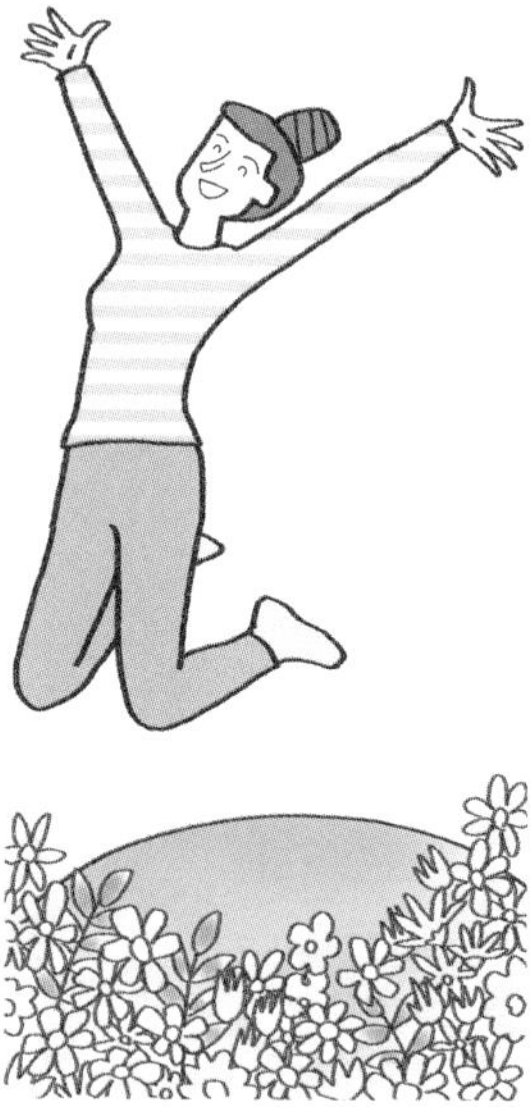

第3章

よく眠れない人の脳、眠れる人の脳

――「メラトニン」が快眠へと導いてくれる

睡眠ホルモン――メラトニン

私は、筑波大学から東邦大学に転任して、「セロトニン」の本格的な研究をはじめました。

私の新しい居室となったのは、「眠りの精」の研究をライフワークにされていた鳥居鎮夫《しずお》教授の研究室でした。四半世紀の在任期間中、私はこの室内に何か不思議な精が棲んでいると本気で思うことがしばしばありました。

私は、結局、睡眠とは正反対の「覚醒」に関するセロトニンを研究するようになりましたが、あの室内に漂っていた不思議な精が、私とセロトニンとの出会いを結びつけてくれたと思っています。

それはさておき、第1章と第2章では、「慢性疲労」に関し、覚醒中枢やストレス中枢に焦点をあてて、「セロトニン」や「オキシトシン」のことについてお話ししました。

この章では、**睡眠ホルモンである「メラトニン」**についてお話ししようと思います。

現代人のなかには、「睡眠」について、間違った思い込みをしている人がたくさんいます。

どんな思い込みか——。まずはそのことについて、最新の脳科学の見地からお話ししていきましょう。

人間に備わっている「時計遺伝子」とは？

現代は、飛行機で地球の裏側まで半日かからずに移動できる時代になりましたが、「時差」による体調不良を経験したことがある人は多いと思います。

たとえば、旅先や出張先で夜、眠れず、逆に、日中は頭がボーッとしてシャキッとしない——といった状態に陥ります。

不眠の原因は、枕の問題ではありませんし、ベッドの快適さの問題でもありませ

ん。「脳」にあります。

地球上のすべての生き物は、睡眠と覚醒を周期的に繰り返すことで、生命の営みを継続してきました。その周期というのは、地球が二四時間で自転していることから出来上がったものです。

人間は、昼行性動物として進化してきたので、脳も体も、太陽の出ている昼間に活発に活動し、太陽が沈んでいる夜に睡眠を取ることによって休息してエネルギーを補給する、という生体リズムを備えました。

じつは、このリズムは、人間の頭のてっぺんから足の先まで、六〇兆個あるすべての細胞に備わっています。**人間の体のすべての細胞には「時計遺伝子」というものが備わっているのです。**

「時計遺伝子？　そんなもの、ほんとうにあるの？」

そう驚かれた方もいるかもしれませんが、二〇一七年のノーベル生理学・医学賞は、体内時計を生み出す遺伝子とそのメカニズムを発見した三人の学者に授与されています。

六〇兆個あるすべての細胞に時計遺伝子が備わっている、といいましたが、それらは、バラバラに時間を刻むのではなく「同期」して活動します。

その同期をつかさどるのが脳の「視《し》床下部《しょうかぶ》」です。

脳の視床下部に「主時計」が備わっているのです。

脳の視床下部の視《し》交叉《こうさ》上核《じょうかく》にある主時計が、各神経を介して全身の細胞にある時計に「同期してバイオリズムを刻め」と命じています。

このバイオリズムは、人の意思で変えたり、コントロールしたりすることはできません。なぜなら、無意識の自律機能によるものだからです。

太陽光が脳の時計をアジャストしてくれる

ただし、この「主時計」は、適応システムを備えていて、あるものによって微調整を日々、繰り返しています。

あるものとは何か。**太陽の光**です。

太陽の昇る時間、沈む時間は、一年を通じて少しずつずれますから、当然、微調整が必要ですし、飛行機で、太陽の昇る時間、沈む時間が違う場所に一気に移動した場合は大幅な調整が必要になります。

どう調整するか――。**脳の「主時計」が網膜を介して太陽光の電気信号を受け取り、バイオリズムを調整する指令を体中の細胞の時計に出すのです。**その場所における日の出・日の入りに覚醒、睡眠のリズムを合わせようと働くわけです。

このように、人間は「体内時計」を持っているわけですが、昔の人は、その体内時計にそって、自然と昼夜の営みを続けてきました。

ところが、現代人は、これを忘れ、「睡眠時間さえ確保すればいつ寝てもいいんだ」と夜ふかしをしたり、昼夜逆転の生活を送ったりしています。そして、体や心を病んでしまったりしているのです。

「太陽の恵み」を受けずに健康的な生活を送ることはできません。

脳に備わっている「主時計」とは？

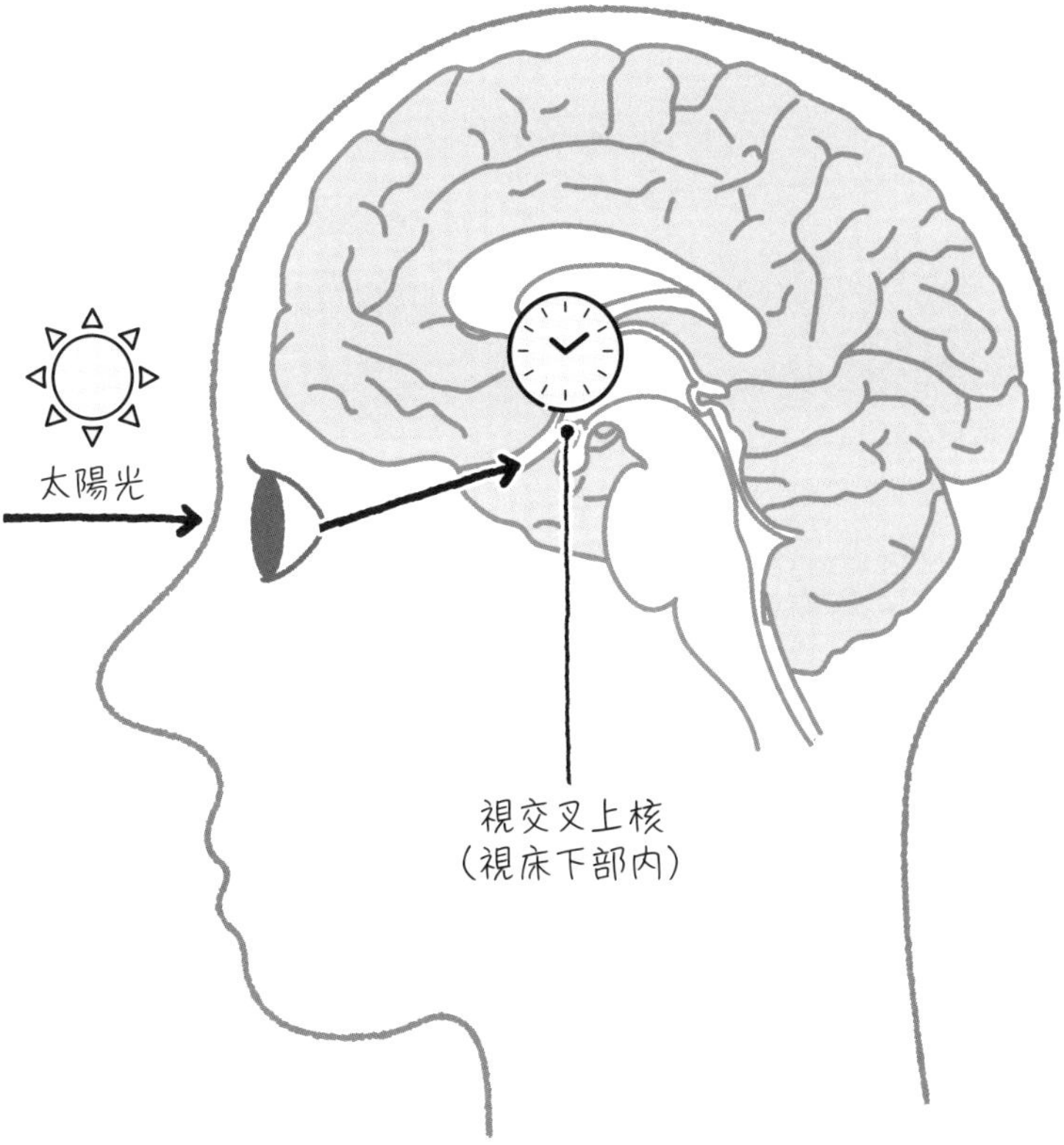

視床下部の視交叉上核には「主時計」が存在し、
太陽の明暗周期に連動して日周リズムを全身に発信。
「主時計」は、毎朝、太陽光によってリセットされ、
その仕組みは遺伝子（時計遺伝子）に刻み込まれている

いくら科学技術や医療技術が進歩、発展しようが、健康な生活を送りたかったら人は朝、太陽が昇るとともに起き、日中は太陽のもとで活動し、太陽が沈んだら夜は寝なければならないのです。

「夜型人間」になんて、なれるわけがない

現代人はいつの頃から、夜ふかしをしたり、昼夜逆転の生活をしたりするようになったのでしょうか。

いまから約五〇年前、私が受験勉強をしている頃（昭和の時代）には、深夜のラジオ放送は全盛でしたが、テレビの深夜放送はありませんでした。

地球の裏側でオリンピックや国際競技大会（サッカーやテニスなど）があっても、現代のようにリアルタイムで楽しむことはできなかったのです。

コンビニエンスストアも、いまではどこにでもありますが、あれは、私がアメリカに留学している一九七〇年代に出現したもの。「夜でも買い物ができる」という

画期的なものでしたが、それでも当時は一一時には店を閉めていました。

ところが、いまや日本では、コンビニもファミリーレストランも、二四時間営業が当たり前になってしまっています。

私は若い頃、医師として当直も担当していましたが、病院の夜勤は交代制で、当直勤務に就くのはせいぜい週に一回程度でした。ほかの業種も同じでしたが、平成の時代になって、夜勤だけを選ぶような人が現れました。

この状況になったのは、ここ二〇～三〇年のことでしかないのです。医学・生理学的な見地からいって、これまで地球の自然環境に適応して生きてきた人間にとってこの変化、環境は好ましくありません。

人は夜寝るように進化・発達してきたのです。

夜行性動物に自らの意思で勝手に変える――。そんなことは不可能です。「生命」というのはそんなに甘くないのです。いま、二四時間営業に対する見直しの機運が社会的に高まっていますが、これは、正しい傾向だと思います。

「メラトニン」はこうしてつくられる

私たち人間は、**「自前の睡眠薬」**を夕方になると合成・分泌し、睡眠への導入と維持に活用しています。

その「自前の睡眠薬」とは、睡眠ホルモンの**「メラトニン」**です。

「セロトニン」と語呂が似ていますね。それにはちゃんと理由がありますが、その前に、メラトニンはどこでどのようにつくられるか、お話ししましょう。

メラトニンは脳のほぼ真ん中に位置する「松果体《しょうかたい》」で合成・分泌されます。

ところでフランスの有名な哲学者デカルトは、松果体を「心の座」と名づけました。この考えは、現代の脳科学で間違いであることが判明していますが、メラトニンを合成・分泌する器官（松果体）は、それほど脳の重要な位置にあります。

メラトニンは脳の松果体で合成・分泌されるといいましたが、それを松果体に指令するのは、脳の視床下部の「主時計」です。

脳の視床下部の視交叉上核にある「主時計」が、網膜を介して太陽光の電気信号を受け取り、バイオリズムの調整の指令を体中の細胞の時計に出す、と先ほど述べましたが、視床下部は、網膜に太陽光が当たっている昼間には、メラトニンの合成・分泌をしないように抑制をかけています。

そして、太陽が沈み、網膜に太陽光が当たらなくなると、その抑制が外れて、メラトニンの合成・分泌がはじまります。そして、次の日に太陽が昇るとともにまた合成・分泌が止まります。

このように、**メラトニンは、太陽光によってみごとにコントロールされているの**です。

夕方以降につくられるメラトニンは、人がベッドに入って横になって目を閉じると血液に分泌され、全身に「就寝！」の指令を発します。それに呼応して、自律神経も交感神経から副交感神経に切り替わり、「休め！　エネルギーを補給せよ」の指令を全身に発します。

また、血圧も心拍も呼吸も鎮まり、体温も下がります。体温が下がると、脳の働きが全体的に落ちます。

もちろん、外部からの感覚刺激（ストレス性の感覚刺激）もないので、「覚醒中枢」は休止状態になります。

これが入眠のメカニズムです。

その主役を演じるのは「メラトニン」です。

したがって、**メラトニンが夕方から就寝するまでにたっぷりとつくられていることが、入眠には絶対条件**になります。

メラトニンのもとは、じつは「セロトニン」

それでは、どうしたら、入眠時までにたっぷりと「メラトニン」をつくることができるのでしょうか。

入眠のメカニズム

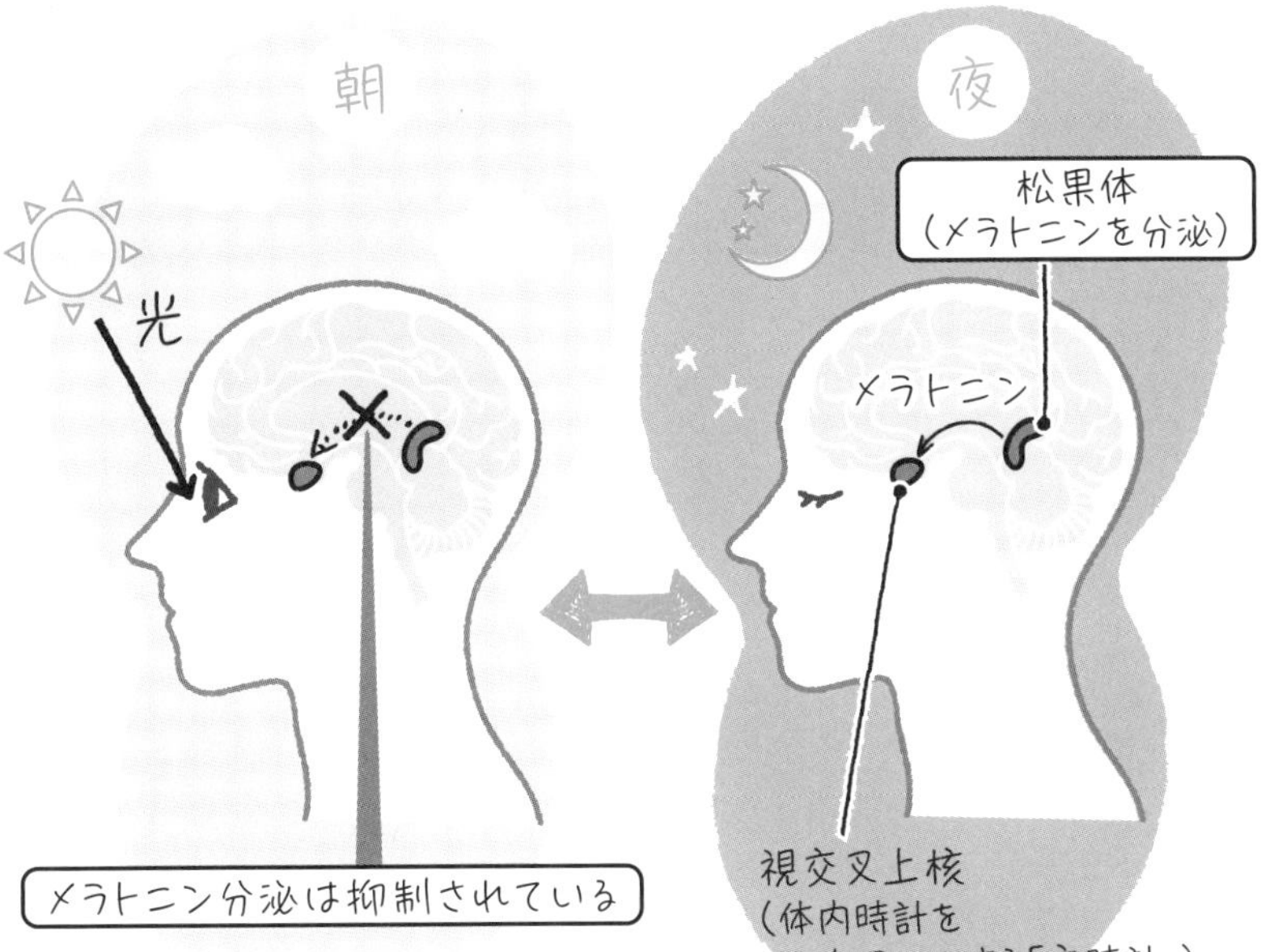

睡眠ホルモン「メラトニン」は、
太陽光によってコントロールされている

じつは、**メラトニンのもとは「セロトニン」**なのです。

メラトニンとセロトニンは、密接な関係でつながっています。

古代中国の医学概念に「陰陽学」がありますが、まさにこの概念にぴったりなのが、セロトニンとメラトニンの関係です。

「陽」↓昼間の覚醒を演出するセロトニン
「陰」↓夜の睡眠を演出するメラトニン

陰陽学では、相対立する二つの要素が相互につながっているとされますが、メラトニンとセロトニンの関係もまさにそうで、古代中国の医学概念が現代医学で裏づけられているというわけです。


もう少し詳しく説明しましょう。

脳内でセロトニンをつくる神経は、脳幹にある「セロトニン神経」です。

じつは、「松果体」もセロトニンをつくることができますが、松果体は、セロトニン神経のように情報伝達の働きはありません。

その代わり、メラトニンをセロトニンからつくり出します。**松果体にはセロトニンをメラトニンに変換する酵素が備わっている**のです。

ただし、この酵素は、昼間、太陽が出ている（網膜に太陽光が当たっている）時間帯には、働かないように制御されています。

太陽が沈んで、網膜に太陽光が当たらなくなり、そのブロックが外れると、メラトニンの合成・分泌が開始されます。すなわち、夜にしかメラトニンはつくられないのです。

ここで注目すべき点は、メラトニンの材料がセロトニンだということです。

夕方以降にメラトニンがたっぷりと合成・分泌されるには、日没までにその材料のセロトニンもたっぷりと合成・分泌されている必要があります。

すなわち、セロトニンを増やす生活がなされていなければなりません。

昼間、外で元気に動くだけでいい

では、どう増やすか。

ここまで説明したとおり、**セロトニンを増やすもの、それは、「太陽光」と「運動」**です。朝、太陽の光を浴びながらウォーキングをすれば、脳内のセロトニン神経を活性化させ、セロトニンを増やして、元気に一日をスタートできると説明しましたが、それは夜の睡眠導入にも役立つのです。

それだけではなく、昼休みにジョギングしたり、夕方にジムやアスレチッククラブでひと汗かいたりすれば、メラトニンをたっぷりつくるためのセロトニンが十分にストックされることになります。

わかりやすくいえば、**昼間、外で元気に活動すれば夜はよく眠れるが、昼間、部屋にこもってネットやゲーム三昧だと夜はなかなか寝つけない――**。そういうことです。夜、なかなか寝つけないのは、メラトニンがきちんとつくられていないから

セロトニンがメラトニンをつくる

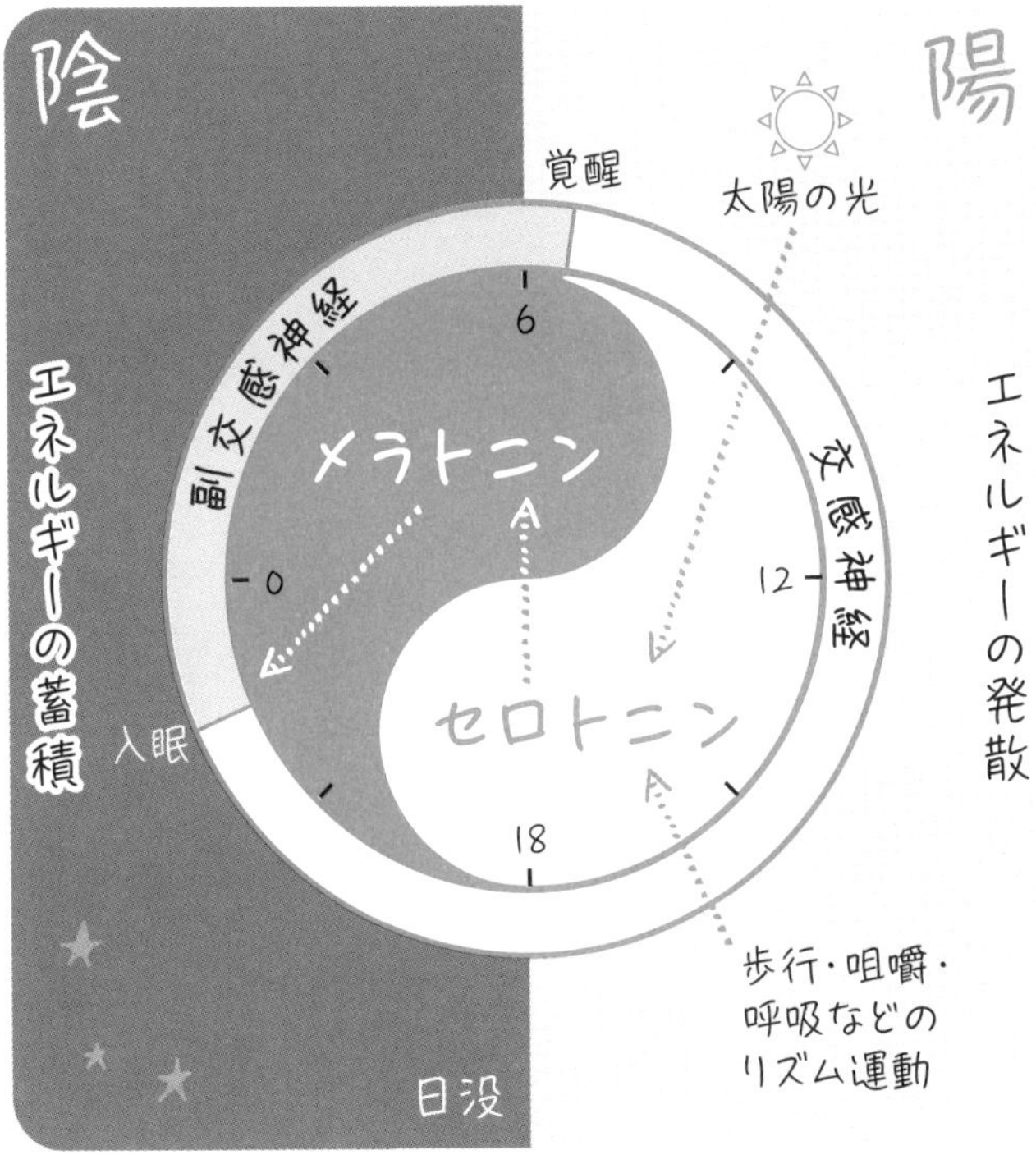

（昼間、外で元気に活動すれば、夜、ぐっすり眠れる）

であり、もとはといえば昼間にセロトニンが十分につくられていないからです。

夕方以降の運動で「自前の睡眠薬」づくり

日が暮れて、夕方以降にウォーキングをする人がいます。

ウォーキングはセロトニン神経を活性化しますが、夕方以降のウォーキングの場合には、太陽が出ていないので、つくられたセロトニンは松果体で順次メラトニンに変換されます。

ということは、**夕方以降のウォーキングは「自前の睡眠薬」をつくる行為**だといえます。

実際、夕方以降にウォーキングをしている人に聞いてみると、「よく眠れるから」という返事がかえってきます。戸外でのウォーキングだけではなく、室内でステッピング・マシンを使ったり、エアロバイクをこいだりするのも、同じ効果が期待できます。また、スクワットでもＯＫです。

第2章では、「グルーミング」によって「オキシトシン」の分泌がうながされ、その結果、二次的に脳内セロトニンも増えるとお話ししましたが、それも睡眠ホルモン・メラトニンにとって有効であると考えられます。

寝る前に、ストレッチをしたり、マッサージをしたり、あるいはマッサージをされたりするのも入眠効果があります。

また、**寝る前の性行為も、オキシトシンの分泌がうながされることが脳科学研究で証明されていますから、睡眠導入にはよい**といえます。

メラトニンこそ「アンチエイジング」の切り札

さて、「メラトニン」の働きは、睡眠ホルモンとして心身を休息させるだけではありません。**老化や成人病を促進させる悪玉物質「活性酸素」を除去する働き**もあります。これは「抗酸化作用」と呼ばれます。

活性酸素は、たとえるなら火を燃やすときに出る煙や煤《すす》のようなものです。人間の六〇兆個ある細胞は代謝作用を行なっています。すなわちブドウ糖などの栄養素を、酸素を使って燃焼させ、エネルギー（ATP）をつくり出し、それぞれの細胞活動に利用するのです。

しかし、その際、煙や煤に相当する「活性酸素」がつくられてしまいます。この「活性酸素」は、老化や成人病（アルツハイマー病やパーキンソン病など）の誘発物質として知られています。

そこで、ビタミンCやビタミンEなど活性酸素を除去する抗酸化作用を持つ物質を積極的に摂取することがすすめられています。

じつは、**メラトニンにも強力な抗酸化作用がある**ことが知られています。

欧米ではいま、**「メラトニンこそアンチエイジングの切り札だ」**としてもてはやされています。

ただし、日本では医師の処方がないと、メラトニンをサプリとして摂取することはできません。

しかし、サプリを摂らなくても、メラトニンは、自前で、「松果体」でつくられるわけですから、たっぷりとメラトニンを分泌させ、いい睡眠を取れば、朝起きたときには、ちゃんと〝煤払い〟がされ、すっきりとした体になるはずです。

だから、メラトニンの分泌が盛んになる夜にしっかり睡眠を取ることが大切なのです。夜ふかしや、昼夜逆転の生活では、メラトニンによる「煤払い効果」は期待できません。**夜ふかしや昼夜逆転生活が長く続くと、やがて、アルツハイマー病やパーキンソン病など老化と関係の深い病気が誘発される危険性がある**のです。

「睡眠時間」にも重要なメラトニン

「メラトニン」は、「睡眠導入」に影響を与えますが、「睡眠時間」にも影響を与えます。

メラトニンの量は、二〇歳以降、徐々に減少していきます。老化にともなって、メラトニンの合成・分泌量も減り、睡眠時間も歳を取るほど短くなります。

つまり、年寄りが朝早いのは当たり前で、それを気にする必要はありません。睡眠時間に関して、朝までぐっすり眠れるのが理想ですが、じつは、睡眠を脳波などで詳しく解析すると、ひと晩のうちに周期的に変動していて、夢を見たり、中途覚醒が夜中にあったりするのは、異常ではないのです。

入眠すると、スヤスヤと呼吸が鎮まり、血圧も心拍も代謝も下がって、筋肉などの緊張も消え、脳波は徐波（睡眠脳波）になって、大脳の働きも鎮静化します。つまり頭も体も休息状態になるのです。

ところが入眠して九〇分ぐらいすると、一時的に（五分ぐらい）脳波が覚醒脳波に切り替わり、血圧や脈の変動が現れ、健常者でも五秒以内の無呼吸が現れ、自律神経が一時的に乱れます。

人はこのときに夢を見ていることが、睡眠研究で証明されています。目を閉じた状態ではありますが、眼球が左右に動く特別な変化＝Rapid Eye Movement（REM／日本語では「レム睡眠」と呼ばれる）が現れます。

こんな大きな変化が脳内に起こりますが、筋肉だけは完全に弛緩したままなのです。よく「金縛り」を体験する人がいますが、それはこの状態のときに体験していると思われます。

知っておきたい睡眠→覚醒のメカニズム

大切なポイントは、**人間は睡眠中、九〇分ぐらいの周期で眠りが浅くなり、夢を見る時間がある**ということです。

なぜ、この「レム睡眠」があるのかはわかっていませんが、睡眠には心身の休息だけではなく、記憶の固定や傷の修復など別の大切な働きも明らかになっています。

また、レム睡眠時に目覚めてトイレに行くのもめずらしくありません。最近、「夜間頻尿」が問題になっていますが、脳科学の立場からは、ひと晩の間に中途覚醒が一、二回あっても、正常だといっていいでしょう。

もちろん、レム睡眠になっても目覚めないまま、ふたたび九〇分ぐらいのノンレム睡眠に移行するのが理想的です。

そして、日の出とともに睡眠ホルモン・メラトニンは合成・分泌されなくなり、脳も体も目覚める準備に入ります。

メラトニンの分泌が止まると、代わって、ストレスホルモンの「コルチゾール」が副腎から分泌され、「起床！」の信号が血中に発令され、自律神経は、副交感神経から交感神経に切り替わる準備に入ります。

ここで、カーテンを開けて、太陽の光を浴びると、今度は、「セロトニン」が脳内で合成・分泌されはじめます。

また、呼吸・咀嚼・歩行のリズム運動がしっかり行なわれると、セロトニン神経がさらに活性化されて、頭も心も体もしっかり覚醒状態に切り替わります。交感神経から「代謝活動を活発化せよ！」の指令が発せられ、シャキッとします。

この一連の動きがスムーズに発現しないのが「慢性疲労」の状態であり、これを理解すると、セロトニン神経を積極的に活性化させることがいかに大切であるか、

加齢にともなう夜間睡眠中の血中メラトニン濃度の推移

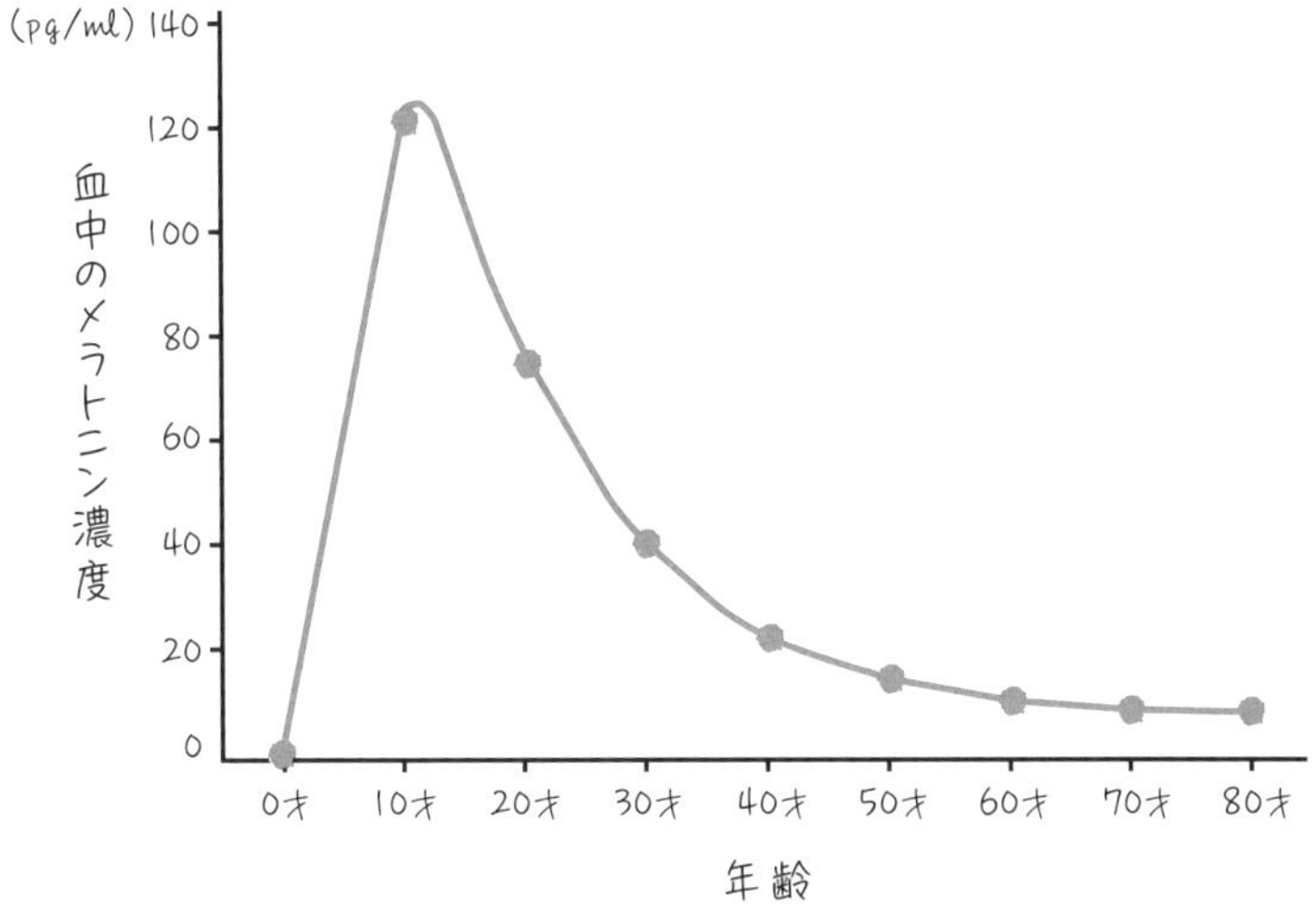

睡眠の周期的変動

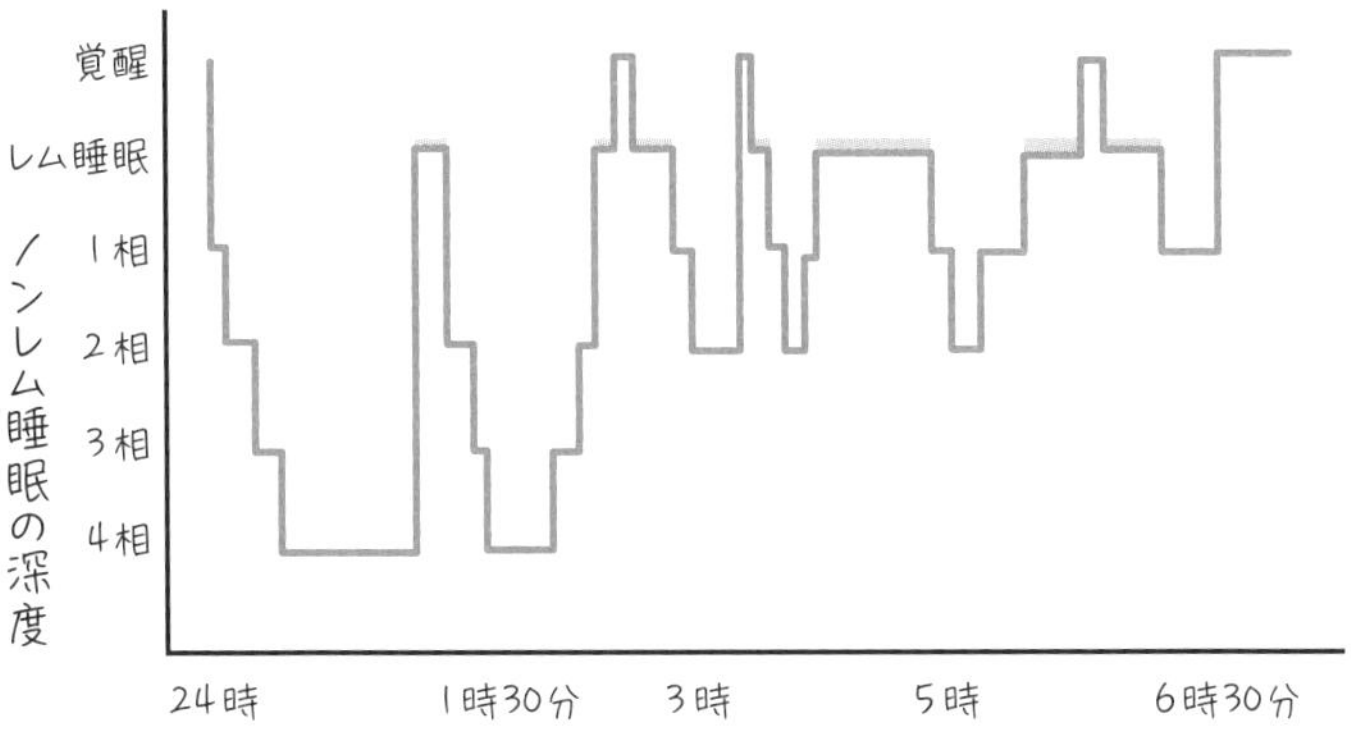

納得していただけると思います。

「昼寝を楽しむ」生活術

何も病気がないのに、**朝、目が覚めても、寝床に入ったままグズグズしているのは、自分で時差ボケをつくっているのと同じ**です。自然のバイオリズムを自分自身で捻じ曲げているのです。

目が覚めたら、さっさと寝床から出て、太陽の光を浴びる。そしてセロトニン神経を活性化させるリズム運動をはじめる。そうすれば、頭も心も体もシャキッとするように人間はできています。

朝の「はじめの一歩」が、「疲れない脳」をつくるためには大切なのです。 多少、眠くても、朝はダラダラせずにしっかり起きて、睡眠時間が足りなければ、昼間、休めばいいのです。

「昼寝」は太陽が出ているときの仮眠であり、メラトニンが出ていない状態なので、夜の睡眠のように何時間も続くことはありません。せいぜい三〇分程度で起きてしまうでしょう。

「シエスタ」といって、昼寝など日中に休むことを社会全体で楽しんでいる国もあります。

高齢になったら、夜に分泌される睡眠ホルモンは減って、睡眠時間が減少するわけですが、そのぶん、早く起きて活動し、疲れを感じたら昼寝を楽しめばよいのです。

私は、**昼寝を楽しむのは慢性疲労の状態に陥らないためにも大変望ましい**と考えています。大工さんや農家の方など、体を使う職業の人たちには、昼寝を習慣にしている人は大勢いますよね。

これはとてもいい習慣です。私も「シエスタ生活」をエンジョイしています。しかし、それは朝、しっかり目覚めて元気に活動をはじめるということが前提条件なのです。

デジタルとアナログの「ハイブリッド生活」を

現代人の不眠の大きな理由に、デジタル機器依存の生活に陥っていることがあると前述しました。

また、そのことか……と思われる方もいるかもしれませんが、それほどIT社会は、心身ともに健やかな生活をするうえで落とし穴だらけなのです。

パソコンやスマホが発するブルーライトが「メラトニン」を破壊することが明らかになっています。

つまり、不眠や慢性疲労の状態に陥りたくなければ、デジタル機器のブルーライトを長時間浴びてはいけないのです。

しかし、**ブルーライトは、「セロトニン」には影響しません。**だから、日中はパソコン・スマートフォンなどデジタル機器を使って存分に仕事をし、動画なども楽しめばいいのです。

ですが、**「黄昏時から入眠まではアナログ生活を」**というのが、私の提案です。

夜だけはデジタル機器を使わないで過ごすのです。

食事を楽しむ。家族との団欒を楽しむ。読書を楽しむ。お風呂を楽しむ。マッサージなど体をケアする。一日を振り返って明日の準備を整える——。

デジタル依存症にならないために、日中はデジタル生活、夜はアナログ生活の「ハイブリッド生活」を現代人はすべきだと私は考えます。

元気の源は、すべて脳にある！

いまさらいうまでもないことですが、私たちは地球の自然のなかで日々の生活を営んできましたし、現在も変わりはありません。

朝の準備、昼間の活動、黄昏時の憩《いこ》い、そして夜の睡眠——。

これを日々繰り返しつつ、さまざまな楽しい出来事やうれしい出来事、あるいは悲しい出来事に出合いながら人生を過ごしているわけです。

そんな毎日をできるだけ快適に、健やかに過ごせるように、私たち人間の脳には、三つの秘薬が合成・分泌されています。

それが、

「セロトニン」

「オキシトシン」

「メラトニン」

なのです。

ここまでの解説でおわかりのとおり、それぞれの秘薬には、次のような有効な時間帯があります。

・朝＝セロトニン

・黄昏時＝オキシトシン

・夜＝メラトニン

「疲れない脳」をつくる生活術

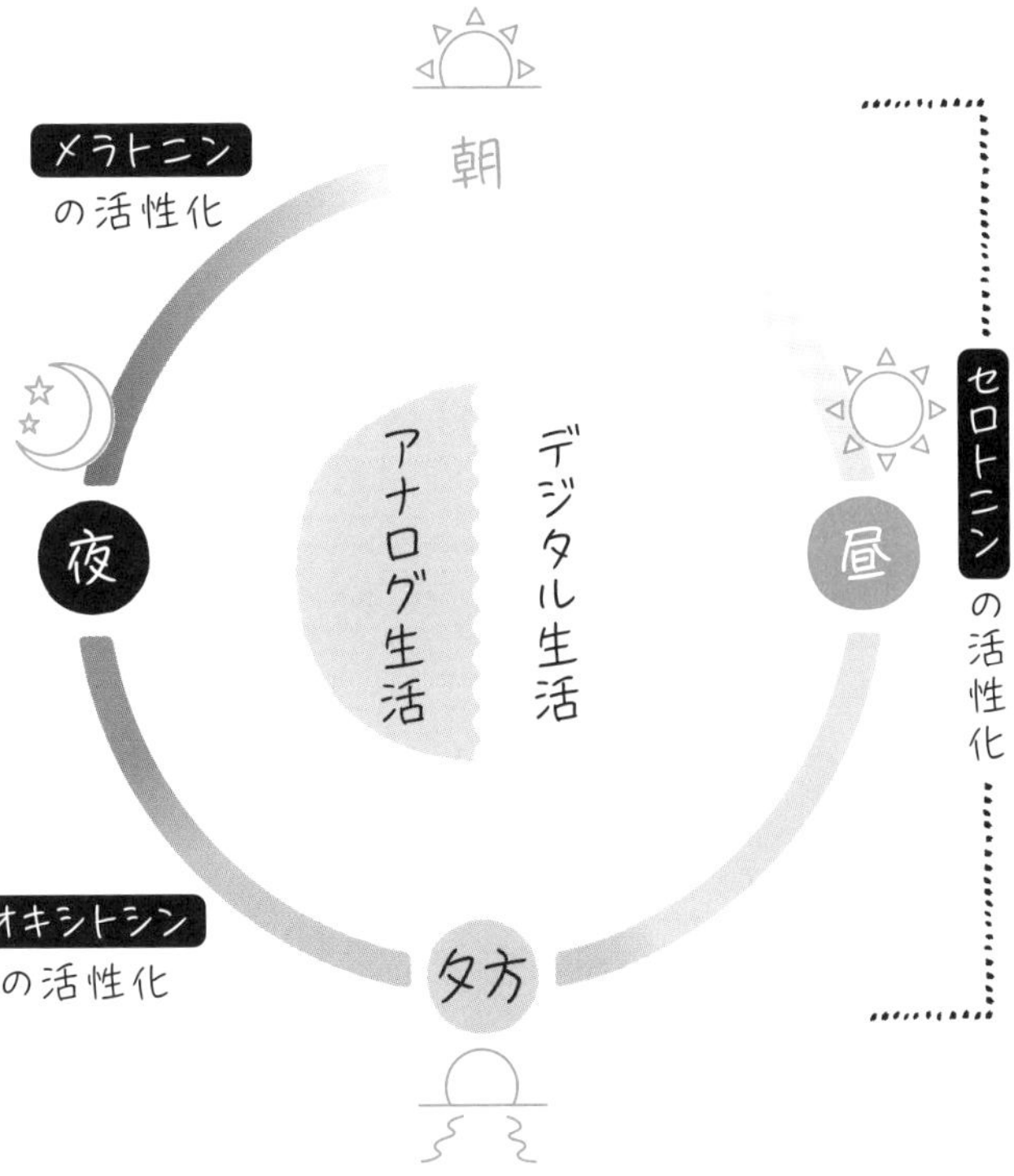

この3つの脳内秘薬を上手につくり出そう

これを理解し、毎日の生活のなかでそれぞれを上手に合成・分泌させれば、健康と幸せのための強力な味方になります。

高価なサプリや医者から処方される薬を必要としない、自前でつくるこの三つの脳内秘薬――これこそほんとうの元気の源なのです。

ウイルスにも負けない免疫力とメラトニンの関係

ところで、**「メラトニン」には免疫力を高める働きがある**ことも知られています。ウイルスや細菌が外部から体内に侵入すると、体の内部で免疫システムが働きはじめます。

血液中の白血球が、外敵であるウイルスや細菌と戦う戦士です。白血球には三種類ありますが、外敵と戦う主な戦士は、リンパ球です。胸腺やリンパ節でつくられ、血液中をパトロールしています。この**リンパ球が、特に活発に働くのは夜の時間帯で、睡眠中、副交感神経の活発なとき**です。

逆に、交感神経の活発なストレス時には、免疫システムは抑制されます。したがって、ストレス状態が長く続いて、ストレス中枢が興奮し続けると、副腎皮質からストレスホルモン・コルチゾールが分泌され、胸腺やリンパ節を萎縮させ、免疫系の主役であるリンパ球が減ってしまいます。ストレス性の免疫抑制で、風邪を引きやすくし、さまざまな病気を誘発します。

したがって、夜の睡眠を導入し、自律神経を副交感神経に切り替える「メラトニン」は、免疫力を強める切り札です。私たちの元気にとって不可欠なのです。

もちろん、ストレス中枢を抑制する「オキシトシン」も大切です。そして、忘れてはいけないのが「セロトニン」です。メラトニンの材料はセロトニンで、生体の免疫力を高める補助的な働きをします。

すでに解説したとおり、メラトニンには老化や成人病を誘発する悪玉物質・活性酸素を除去する働きがあります。活性酸素は免疫システムにとって大敵です。

メラトニンによる抗酸化作用は、夜のパトロールをするリンパ球を活性化させます。実際、**メラトニンがリンパ球の一つであるＮＫ（ナチュラル・キラー）細胞（外敵を殺傷する免疫細胞）を増やす**というデータも報告されています。

したがって、免疫力を高めて病気にならないようにするには、睡眠ホルモンのメラトニンをたっぷりと分泌させる生活が求められます。

そして、繰り返しますが、メラトニンの材料はセロトニンですから、日中の〝セロ活〟が免疫力を高めるのに重要なポイントになるのです。

「新しい日常」でバイオリズムを狂わせないために

コロナ禍以降の新しいライフスタイルとして、テレワークが推奨されています。密閉・密集・密接の都市環境での生活を抜本的に解決する切り札としての、オンラインによるテレワーク活動です。

テレワークでは、通勤ストレスが解消されますし、家族・友人とのふれあい時間も増えます。ただし、外部システム（会社・組織や学校）による時間管理がなくなりますから、自己管理が大事になっていきます。

朝から寝るまでオンライン漬けの生活、デジタル三昧の生活をしてはいけません。バイオリズムを狂わせない生活が求められます。

具体的には、**日中に「セロトニン」がしっかりと分泌され、夕方から就寝まではストレス中枢を鎮める「オキシトシン」が分泌される生活、そして、夜には睡眠ホルモンである「メラトニン」がたっぷりと分泌される生活**です。

人それぞれの生活様式はさまざまで、単純に類型化できませんが、一例として、私の生活を紹介しましょう。

私は、朝の六時前後に起床し、パソコンによるテレワークやデスクワークを二〜三時間します。自宅は自然豊かなつくば市にあり、私の作業机は庭に面した納戸にあります。朝日と緑と鳥の声がある作業空間です。

九時頃から、庭（雨のときは納戸内）で運動を三〇分程度行ないます。

それから、セロトニン神経を活性化させるトリプトファンたっぷりの朝食を摂って、家事・雑事をします。

その後、都内の「セロトニン道場」で仕事がある場合に出勤しますが、なければ、三〇分程度の昼寝をします。

午後も、都内で仕事があれば出勤しますが、なければ筑波山麓のサイクリング。あるいは自宅で仕事をします。

午後四〜五時頃には、自宅納戸にある小さなジムで、ヨガや気功法を組み合わせた運動を行ないます。

その後、プライベートサウナに入ります。そして、夕食の買い物に出て自炊するか、あるいは友人と外で会食することもあります。

夜はパソコン・スマホを基本的に使わないアナログ生活で、家族団欒や読書などを楽しみます。それから坐禅をして、風呂に入り、一二時前には就寝。このような生活です。

みなさん、それぞれの生活スタイルにあわせて各自工夫して〝セロ活〟をしてください。

第4章

慢性疲労が消えていく「快眠脳」プログラム

――日光を浴びること、体を動かすこと！

「快眠脳」プログラム①決まった時間にサッと起きる

私たちの脳も体も、二四時間周期のバイオリズムに従って働くようにできているので、そのリズムに則《のっと》って生活すれば、気持ちのよい睡眠が取れるはずです。

では、その具体的な快眠術とは、どんなものでしょうか。

第3章で**「体内時計」**の話をしましたが、人間には、六〇兆個ある細胞の一つひとつに「時計遺伝子」が備わっています。

しかし、個々の時計がバラバラにリズムを刻んでは統一が取れないので、**脳の視《し》床下部《しょうかぶ》の視交叉上核《しこうさじょうかく》にある「主時計」**がタクトを振ってまとめています。

この「主時計」は、人の意思や都合で自由に調整できるわけではなく、太陽光の司令に従っています。だから、私たちは太陽とともに生命活動を営んでいるのだ、という認識を持つ必要があるのです。

日の出とともに、「朝だ、起きろ！」という信号が視床下部の「主時計」に伝えられると、主時計は、神経を介して「松果体《しょうかたい》」のメラトニンの合成・分泌を中止させます。

そして、外部からの「覚醒刺激」が加わると、「覚醒中枢」の**「ノルアドレナリン神経」**が活性化されて、まず大脳が目覚めます。

外部からの覚醒刺激というのは、たとえば、昔は、ニワトリの鳴き声などがありました。「コケコッコー」というニワトリの鳴き声が朝、聞こえ、その鳴き声で起きる、ということは、昭和の時代までは普通にありました。

代わって、いまは目覚まし時計の音です。ほかにも、家族の誰かが家のなかを歩く音や、台所で朝食をつくる音などです。

この目覚めの第一段階で、覚醒中枢が刺激され、大脳が目覚めても、横になったまま目を閉じていれば、「体」は覚醒しません。

ここでダラダラしていると、あれこれ「想念」が浮かんできます。このとき、不快でネガティブな想念が浮かんでしまうと、「ストレス中枢」が動き出すので危険です。

それを避けるためには、**「脳」が目覚めはじめたら、さっさと寝床を離れて「体」を目覚めさせるべく、次の覚醒行動に移行する**ことです。

朝、心のなかで無意識に出てくる不快なストレスを受けることは、その日一日を快適にスタートさせるためには極力、避けたいものです。

特に、「心の疲労」を抱えている人の場合は、朝、目覚めたとき、ダラダラと布団のなかに長くとどまらないことが肝要です。

「快眠脳」プログラム②起きたらすぐに太陽の光を浴びる

さて、次のステップは、「ノルアドレナリン」ともう一つの「覚醒中枢」である**「セロトニン神経」**を活性化させることです。

起床したらすぐに、一番簡単なセロトニン活性術である**「太陽の光を浴びる」**行動をしてください。

サッとカーテンを開けて太陽の光を浴びれば、覚醒信号が網膜を介して脳幹のセロトニン神経に送られ、セロトニンの分泌が開始されます。

「太陽の光ではなく、電灯ではダメなの？」と思われるかもしれませんが、前述したとおりです。

電灯はエジソンによって一〇〇年以上前に発明され、太陽の代用として人間生活に恩恵を与えてくれました。夜でも生活ができるようになり、まさに文明の灯になりました。

しかし、**電灯の光では、セロトニン神経を活性化させることはできません。**

「照度」が足らないのです。

これまでの研究で、二五〇〇〜三〇〇〇ルクス以上の光の刺激が網膜にあたらなければ、セロトニン神経は活性化されないことがわかっています。

太陽光の照度は一万ルクス以上で、電灯の光は通常五〇〇ルクス以下なので、けた違いです。だから、セロトニン神経を活性化させるには、太陽の光が必要なのです。

カーテンを開けて、窓辺から太陽光が差し込むようにすることです。

簡単でしょう。

もっといい方法としては、**起床後、外に出て、五分以上、朝日を浴びる**ことです。

こうすれば、セロトニン分泌は確実に開始されます。

ただし、最近、人工の光で高照度を出す装置が開発・発売されています。LED光によるスタンド型の人工照明です。その装置を使って調べたところ、セロトニン分泌が起こることがわかりました。

北欧など冬になると太陽の恵みを一定期間受けられなくなる地域がありますが、「冬季うつ病」といって、この時期にうつ病発症の頻度が高くなることで知られます。北欧ほど極端ではありませんが、日本でも冬場に日照時間が短くなるので、うつ傾向になる人が増えます。

冬場は朝、起きるのがつらくなりますが、その理由には、「日の出の時刻」もあります。四季を通じて日の出の時刻は変わります。夏は四〜五時、冬は六〜七時と最大二時間ほどの違いがあります。

それなのに私たちの日常生活は、文明の産物である「時計」に従わされています。起床時間は一年を通じて同じにセットされているのがほとんどでしょう。その理由は、学校や仕事のタイムテーブルが一年を通して変わらないからです。

このことは、じつは脳科学的な見地からいうと、由々しき問題です。

なぜなら、**地球環境下に命をつないできた人間にとって、人間のバイオリズムは太陽によって律せられていて、「時計」のコントロール下にはない**からです。

そう考えると、冬の朝、起きるのがつらくなるのは当然の生理現象なのです。

バイオリズムを整えるという意味では、たとえば冬場の起床時間に太陽の恵みが得られない場合、LED光による人工照明を活用するというのも悪くないかもしれません。

「快眠脳」プログラム③朝にウォーキング運動を取り入れる

さて、ホップ・ステップと第二段階まで覚醒プロセスが進んできましたから、第三段階としてのジャンプによって「完全な目覚め」を実現しましょう。

太陽の光によって「セロトニン神経」活性化のスイッチが入ったら、その活性化状態をさらにアップすべく、効果的な「セロトニン活性術（セロ活）」である**「リズム運動（歩行のリズム運動・呼吸のリズム運動・咀嚼《そしゃく》のリズム運動）」**を行なうことです。

このエクササイズを五～三〇分ほど実施すれば、朝の目覚めを完全なものにしてくれます。

おすすめするのは、**「外に出てウォーキング」**することです。

ウォーキングは、「歩行」と「呼吸」のリズム運動を同時に行なうことができます。また、「外に出て」行なえば、太陽の光を浴びることになります。

したがって、外に出てウォーキングを行なうことには、三つのセロトニン活性化の因子がふくまれており、まさに一石三鳥なのです。

ウォーキングをする際は、

「集中すること」

「疲れない程度に気持ちよく行なうこと」

この二点がポイントになります。

「集中する」ためには、繁華街や人通りの多いところを歩くのは避けたほうがいいでしょう。

なぜなら、**歩きながら外部からさまざまなストレス刺激を受けてしまうと、逆に「ストレス中枢」のほうが活性化されてしまい、セロトニン神経は抑制されてしまう**のです。

人通りが少なく自然のある環境、たとえば、公園などを歩くのが最適です。

また「集中する」のを妨げる行為――たとえば、**ラジオを聞きながらのウォーキ**

ングもストレスとなるのでNGです。

犬の散歩を兼ねるのも、じつはあまり好ましくありません。「ながら」的なウォーキングは効果が半減してしまうのです。セロトニン活性化のためには、ひたすらウォーキングするという「集中」が大事なのです。

また、ウォーキングに集中するためには、**呼吸に意識を向ける**のがコツです。「ハッハッハッ・スー、ハッハッハッ・スー」と、三回吐いて一回吸う**「三呼一吸」**のリズムがおすすめです。

そして、ウォーキングを続けるうちに、代謝が活発になって呼吸が上がってきたら、「ハッハッ・スースー」と、二回吐いて二回吸う**「二呼二吸」**のリズムに切り替えるとよいでしょう。

先ほど、ラジオを聞きながらのウォーキングはNGといいましたが、イヤホンを装着して**リズムのよい音楽を聞きながらのウォーキングならOK**です。パーカッション中心の音楽などは特におすすめです。

私はパーカッショニストの「ペッカー」こと橋田正人さんと、「ウォーキング・

セラピー　～セロトニン活性」というCDを出していますので、ぜひご活用ください。

ウォーキングの「セロトニン効果」は、歩きはじめて五分ぐらいから実感できます。頭がすっきりとしてきますし、気分もポジティブになり、やる気が湧いてくるのを感じるはずです。

また、ちょっとした不定愁訴《ふていしゅうそ》（なんとなく頭が重い、体がだるい、など）も消えていきます。

これらはすべて「セロトニン効果」です。頭と心、体に意識を向けて、セロトニン神経が活性化されていることを感じてみてください。

そして、家に帰ったら、鏡で自分の顔や姿勢を観察してみてください。顔がシャキッとして、姿勢がピンとしているでしょう。

雨が降って、外に出られないときには、外に出てウォーキングする代わりに、室内でスクワットでも、同じ効果が期待できます。エアロバイクをこぐのもいいでしょう。ステッパーという道具を使うのも悪くありません。

足腰を鍛えるのではなく、脳内のセロトニン分泌をうながすのが目的の場合、疲れない程度にやるのがポイントです。

最近、「幸福寿命」という言葉が使われるようになり、ある週刊誌の監修を依頼されました。

この週刊誌では、長寿で元気に活躍されているタレントさんが巻頭で取り上げられ、たとえば、ウォーキングを習慣にしている伊東四朗さんや、スクワットを習慣にしている黒柳徹子さんなどが紹介されました。

これらのエクササイズを行なうことにより脳内で合成・分泌されるセロトニンは**「ハッピーホルモン」**とも呼ばれ、私たちの元気・幸福の源なのです。

ウォーキングやスクワットも、なんとなくやるのではなく、「セロトニン神経を活性化させるのだ!」という意識をもってやるのが効果的です。

それが一日を元気に過ごす源であり、疲れない脳をつくる要《かなめ》になるのです。

「快眠脳」プログラム④呼吸法をマスターする

朝の効果的な「セロ活（セロトニン活性術）」として長い歴史があるものに、

「丹田《たんでん》呼吸法」
「気功（太極拳）」
「ヨガ」

などがあります。

禅のお坊さんは早朝に、お堂の奥の静かなところで坐禅を組み、「丹田呼吸法」を行なうことを日課にしています。丹田（下腹部）に意識を集中し、息をしっかりと吐き切って、ゆっくり吸う運動を、三〇分ほど繰り返します。

丹田呼吸法が脳内セロトニンの合成・分泌をうながすことは、脳科学の研究でも証明されています。

丹田呼吸法の代わりに**般若心経を唱える**、**お経を唱える**なども同じ効果があります。中高年の人には特におすすめです。

最近、ヨガは女性に人気で、**「朝ヨガ」**を毎日実践する人もたくさんいます。ヨガには呼吸法に加え、ストレッチ運動も組み合わさっていますから、セロトニン神経の活性化には効果的です。

ヨガをする場合は、ポーズを決めることよりも呼吸をしっかり行なうことに注意を注ぎましょう。

また、中国で古代から実践されてきた**「気功（太極拳）」**もおすすめです。民衆の健康法として長い歴史があります。

「気功」は、日本でも愛好家は多いです。これにも丹田呼吸法が組み合わさっていますから、セロトニンの活性化には有効です。

丹田呼吸法や気功（太極拳）、ヨガは、きちんと指導者についてマスターする必要があります。

しかし、ウォーキングから一歩進んで、この「攻めの養生」をマスターすることで心身の不調を克服した人々は少なくありません。
チャレンジしてみる価値があると思います。

「快眠脳」プログラム⑤朝食は必ず取り、しっかり噛む

「歩行のリズム運動」と「呼吸のリズム運動」がしっかり実行できたら、最後は**「咀嚼のリズム運動」**です。

実践するのは、簡単で、**「朝食は必ず取り、しっかり噛む」**こと。

それが脳内のセロトニン分泌をうながします。

また、通学や通勤途中に**ガムを噛む**のも、じつはおすすめ。二粒、三粒ほど少し多めのガムをしっかり噛むのがポイントで、柔らかくなったらいつまでも噛んでいないで、新しいガムに替えるといいでしょう。

メジャーリーグの選手で、ガムを噛みながらプレーをしている人がよくいますよ

ね。あれはセロトニン神経の活性化を期待したもので、メンタルトレーナーが積極的にすすめています。ガム自体に何か特別な物質がふくまれているわけではありません。「咀嚼のリズム運動」をすることに意義があるのです。

朝食の栄養に気を配ることも大切です。

セロトニンは、食材にふくまれる**「トリプトファン」**から合成されます。トリプトファンは必須アミノ酸で、食材として体外から摂取する必要のある栄養素です。

トリプトファンをふくむ主要な食材としては、**大豆製品**と**乳製品**があります。

日本食は大豆製品が豊富で、豆腐、納豆、味噌、醤油など、誰もが日常的に摂取しています。

また、乳製品は洋食の主要食材で、牛乳、バター、チーズ、ヨーグルトなどです。

和食でも洋食でも、偏食さえしなければ、トリプトファンが不足することはありません。

また、セロトニン合成には、トリプトファンに加え、**炭水化物**と**ビタミンB6**も

セロトニンを活性化させる食べ物

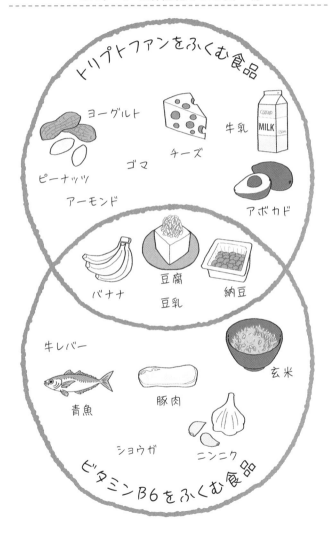

必要です。

トリプトファン、炭水化物、ビタミンB6――これら三種類の栄養素をバランスよく、たくさんふくむ食べ物として、**バナナ**があります。私もバナナを朝一本、ヨーグルトと一緒に摂る習慣を続けています。

ただ、「じゃあ、バナナをたくさん食べよう」と、五本も一〇本も食べればいいのかというと、そうではありません。「過ぎたるは猶及ばざるが如し」です。

また、トリプトファンのサプリなども市販されていますが、これも過剰摂取すると必ず副作用が出ますから注意が必要です。無理のない範囲で摂取しましょう。

「快眠脳」プログラム⑥日中にちょっとした運動をする

一日を元気に過ごすには、朝が大切であることは間違いありません。

しかし、諸事情で早朝に「セロ活（セロトニン活性術）」を行なえない場合には、それに代わる方法があります。

たとえば、**通勤時間をちょっと早めて、仕事場近くの公園やジムを活用する、**といった方法です。

これは、通勤混雑によるストレスを避けることにもつながります。

多くの人の仕事場の近くには、公園や、街路樹が整備されたような歩きやすい道があるはずなので、それを利用して、仕事前にウォーキングをするのは悪くありません。

また、最近、健康志向の高まりにより、オフィス街にジムやアスレチッククラブが随所にオープンしていますから、それらを利用するのもよいでしょう。

また昼休みに、「皇居ランナー」など、ジョギングを楽しむ人もいます。これも間違いなく〝ゼロ活〟です。午前の仕事の疲れを取り、心身ともにリフレッシュさせてくれます。

ただし、一点、注意しておかなければならないのは、先にも述べたように、**「集中」という点では、朝のウォーキングにまさる運動はない**ということです。

かつて医学概念として「エアロビクス理論」がありました。有酸素運動を毎日の生活に取り入れて、エネルギー代謝を高め、肥満、糖尿病、心臓疾患などを予防しようという考え方です。

この考え方のもと、万歩計を持って、一日一万歩を目指しましょうということが提唱され、いまでもそれを目標にしている人は少なくありません。

この場合、駅の構内や繁華街など、どこを歩いても一万歩は達成できますし、またそれくらい歩けばエネルギー代謝が増えることは間違いありません。

しかし、先にも述べたように、そのような場所でのウォーキングは、「集中」の点で問題があり、外部からさまざまなストレス刺激が加わるので、「ストレス中枢」のほうが活性化されてしまい、逆に、「セロトニン神経」は抑制されてしまうことがあるのです。

たんに足腰を鍛えるのではなく、セロトニン神経も鍛え、脳と心、体をハッピーにするためのウォーキングにはちょっとした工夫（集中）が必要になるのです。

仕事を終え、夕方以降にひと汗かくのも「頭の疲労」を解消させるので、快眠のためには有効です。

たとえば、ジムやアスレチッククラブに行って、ウォーキングマシンを使ったり、エアロバイクを漕いだりするのは、全身の血流をよくし、頭の疲労を解消してくれます。もちろん、メタボ対策にもなります。

外部からのストレスを避けて、「集中」さえ心がければ、それらの運動は間違いなくセロトニン神経を活性化し、セロトニンの分泌をうながします。

その**セロトニンはやがて、睡眠ホルモンの「メラトニン」に変換**されますから、快眠につながります。

水泳もすごくおすすめです。手足のリズム運動と呼吸のリズム運動が水泳にはふくまれますし、水泳は、なによりも「集中」して行なうことができるメリットがあります。

夜暗くなってから、外を軽くウォーキングするのも快眠につながります。

太陽の出ているときのウォーキングにはセロトニンを増やす効果がありますが、太陽が沈んでからのウォーキングには、セロトニンをただちにメラトニンに変換する効果がありますから、睡眠ホルモンをせっせと合成・分泌する営みだといえます。夜、よく眠れること請け合いです。

「快眠脳」プログラム⑦黄昏時は「グルーミング」を行なう

「黄昏時の過ごし方」が、快眠のためには大切です。

黄昏時、それは「癒しのグルーミング・タイム」です。

第2章でも述べたように、グルーミングにはいろいろあります。

たとえば、**仕事のあとに同僚と「ちょっと一杯」**。そんな癒しの場、癒しの時間をつくりましょう。

「ちょっと一杯」やるときは、できれば広い店ではなく、屋台や赤提灯の小さな店のような場所で、お互いの肩を叩き合いながら心地よくお酒を飲み、おしゃべりをすれば、脳内で**「オキシトシン効果」**により、「ストレス中枢」が鎮静化されていきます。

もちろん、**恋人と語り合う**のも最高です。家族のいる人は、食卓を囲みながらの**家族団欒**も、オキシトシン効果は絶大。そんなときは「心地よいこと」が絶対条件ですから、お父さんたちはけっしてお説教などしないことです。

犬や猫などのペットと戯《たわむ》れるのも心地よいグルーミングです。「猫カフェ」や「ふくろうカフェ」だって十分なオキシトシン効果があります。

また、いま、街にはさまざまな**「タッチセラピー」**の場所があります。高級なエステだけでなく、手頃な価格のマッサージ、リフレクソロジー、ヘッドスパなどで、**特に頭部や、首筋から肩にかけて心地よい刺激を受ければオキシトシンが分泌されて疲労回復につながります。**

黄昏時は、昼間のストレス社会で闘ってきた心身を、ゆっくりとクールダウンする時間。さまざまなグルーミングによって、疲れを癒し、ぐっすり眠る。それが疲れない脳をつくります。

「快眠脳」プログラム⑧就寝二時間前にぬるめのお風呂に入る

人はなぜお風呂に入るのでしょうか。

体の汚れを洗い流すだけなら、シャワーでも十分です。ところが日本人の多くは、お風呂に入る習慣を昔から続けています。その理由は、リラックスして、よい睡眠が取れるからです。

このことを脳科学の見地から考えてみましょう。

人間の体温は、ほぼ三六・五度に維持されています。これは、人間の体に備わっている自律機能により、無意識のうちに自動制御されています。脳の深部にある「視床下部」に体温中枢が存在し、その深部体温が上がると発汗して放熱し、下がると筋肉をふるわせて産熱をうながします。

このように視床下部は体温を一定に制御しているのです。それによって全身の細胞は常時、安定して働けるようになっています。

ただし、まったく一定というわけではなく、〇・五度ぐらいの幅で変動していま す。睡眠中には低くなり、日中の活動中には高くなるように調節しています。

さて、そのように無意識の体温調節を行なう人間にとって、**入浴は、自分の意思で体温を変動させる行為、自動制御をあえて〝乱す〟ための営み**ともいえるものです。

お風呂の温度は、高すぎても低すぎても、体へのストレスになります。四〇度前後が最適とされます。

心地よいぬるめのお湯に、疲れない程度の一〇～一五分ぐらいの入浴をするのがいいとされています。

その間、体に何が起こっているのかというと、お湯の温度は体温よりも少し高いので、皮膚の血管が拡張して血流が促進されます。

すると各細胞から老廃物が洗い流されていきます。また水圧が少しかかるので、皮膚だけでなく体の深部でも血流が促進されて、全身から老廃物が洗い流されていきます。

そして体温が上がってくると、体温中枢が作動して、体温を下げるために発汗をうながします。頭や顔から汗が出てきたら、湯船から出るサインです。

このように全身の細胞をリフレッシュさせるのが脳科学的な入浴の意義です。**シャワーは皮膚の表面をきれいにはしてくれますが、細胞をリフレッシュさせてはくれません。**


さて、快眠のためには、お風呂を出てからが重要なポイントです。

お風呂から出て、体の深部体温が下がることで脳が休息状態になっていくので、上手にクールダウンをする必要があります。**徐々に体温を下げるように配慮し、血圧も心拍も代謝も自然に下げ、「交感神経」から「副交感神経」に切り替わる状態に持っていきます。**

自律神経が覚醒の交感神経から休息の副交感神経に切り替わると、消化機能が活性化されます。

よく、帰宅後はお風呂が先がいいのか、夕食が先がいいのかといわれますが、**時間に余裕があるときには、お風呂を先にして、そのあとで夕食を取るほうが、スムーズな交感神経↓副交感神経の切り替えになります。**

時間的にあまり余裕がない場合には、夕食を取ってから、シャワーで汗を流し、就寝という生活パターンになりますが、この場合、自律神経の切り替えがスムーズにいかない可能性があります。入眠に苦労されている人は、お風呂を先にしてみたらいかがでしょう。

ミルクを飲むのも入眠に効果的です。

ミルクにはメラトニンの材料である**「トリプトファン」**が豊富にふくまれているので、その点でも効果があります。

アルコール飲酒は、脳神経全体を鎮静化させますから、昔から、百薬の長といわれて推奨されてきました。

しかし、いうまでもなく深酒は健康を害するのでＮＧです。

コラム　サウナのすごい効果

さて、じつは、私はほぼ毎日サウナに入ります。もう一〇年以上続けています。アスレチッククラブでサウナ浴の心地よさを知ってから、一人用サウナを購入し、自宅で毎晩楽しむようになりました。

脳科学におけるサウナの効果として、「プロラクチン」というストレス解消ホルモンが分泌されるのです。

サウナというと北欧が有名ですが、長い年月の間にサウナ浴の様式が確立されました。九〇～一〇〇度のサウナ室に約一五分間入って大量の発汗をうながし、そのあと、すぐに冷水を浴びて体温を下げます。それを数回繰り返します。

急激に深部体温を上げるのも、急激に冷やすのも、ともに体へのストレス負荷になり、交感神経が最大限に活性化されます。

しかし、この短時間のストレス負荷では、通常のストレスホルモン「コルチゾール」は分泌されず、逆に、ストレス解消の特別な物質であるプロラクチンが分泌されるのです。

つまり、**サウナは一種のショック療法で、全身の細胞の新陳代謝を一時的に激しく振り動かして、たまった老廃物を一気に洗い流し、同時にプロラクチンを分泌させて、癒しの副交感神経にシフトさせる**のです。

それが、爽快感を体験させるのです。

そんなサウナ浴をしたあと、ビールの一杯でも飲めば、私は、その日どんなに嫌なこと、ストレスがかかることがあっても、リラックスしてスムーズに睡眠に入れます。サウナ浴は、私にとって欠かすことのできない睡眠導入術です。

近年、脳内麻薬物質として**「エンドルフィン」**が明らかになりました。生体に苦痛が継続して負荷されると、脳から鎮痛物質であるエンドルフィンが分泌されて、鎮痛作用をもたらしてくれる、大変にありがたい「自前の鎮痛剤」です。

サウナ浴ではエンドルフィンの分泌も示されています。

すなわち、サウナ浴による苦痛↓エンドルフィンの分泌↓プロラクチンの分泌、という一連の反応が起こり、ストレス解消の爽快感をもたらしてくれるものと推察されます。

「快眠脳」プログラム⑨心地よく眠れる睡眠環境をつくる

睡眠導入をスムーズにするには、五感からの刺激を心地よいものにすることも重要です。

たとえば、**室内電灯の照度を落とし暖色系にする**といいでしょう。ホテルの室内照明がお手本です。もちろん、「メラトニン」を壊すブルーライトは禁物で、**スマートフォン、パソコンは就寝前には使わない**こと。

癒し効果のある**アロマを焚く**のも効果的です。

心を鎮めるような、ゆったりとした音楽を聴くのもよいでしょう。

ストレッチや**マッサージ**をしたりするのも大きな効果があります。

頭の認知機能を沈静化させるために就寝前に日記を書くのも悪くありません。寝床で本を読むのも、大脳の働きを現実から違う世界に切り替える（リフレッシュする）のに役立ちます。

さて、睡眠環境で大きな問題となるのは**「部屋の温度」**です。

夏になると、蒸し暑くて眠れない熱帯夜がおとずれます。熱中症で命を落とす場合もあるわけですから、寝室の温度調整は重要です。

しかし、ここで配慮しなければいけないのは、人間の自律神経調節は個人ごとに微妙に異なっていることです。体温が高めの人と、低めの人がいますし、暑がりの人と、寒がりの人がいますし、また年齢や性別による違いもあります。しかも高齢になると、体温調節機能そのものが衰えてきます。

こうした個人差がありますから、同室で複数の人間が寝る場合には、部屋の設定温度は難しい選択です。好ましくない温度で睡眠状態が悪化すると、やがて心身の不調をもたらすことにもなります。

高齢のご夫婦で、夜の冷房を苦に奥様が自殺されたケースも聞いたことがあります。許容限度を超えそうであれば、我慢しないことが大切です。別室で睡眠を取るのも選択肢の一つです。

では何度が適しているのか――。本書では、右のような注意点だけを述べて、具体的な設定温度については、ケースバイケースで考えてもらうのがよいとだけいっておきたいと思います。

「快眠脳」プログラム⑩夢見や中途覚醒は気にしない

朝まで目覚めることなく眠ることが生理的に正しいかというと、必ずしもそうではありません。**人間の睡眠は約九〇分の周期で変動している**からです。

睡眠導入後、約九〇分の周期で**「レム睡眠」**と**「ノンレム睡眠」**という睡眠状態が繰り返されるのが正常な睡眠パターンです。

レム睡眠中には、通常の睡眠（ノンレム睡眠）とはまったく異なった脳内変化が短時間、現れます。

通常の睡眠（ノンレム睡眠）のとき、脳波は「デルタ波」になり、大脳は休息モードになっています。ところが、レム睡眠中のとき、覚醒脳波の「ベータ波」が出現し、大脳が一時的に活動モードになることがあります。このときに「夢を見る」という現象が起こります。

また、レム睡眠中には、目をつぶっている状態で眼球が左右にキョロキョロ動くのも特徴的です。

ただし全身の筋肉は完全に弛緩していて動けない状態（筋肉だけ休息状態）になっている、という、とても特殊な生体状況になるのです。

レム睡眠中は、二つの「覚醒中枢」である「ノルアドレナリン神経」も「セロトニン神経」も完全に活動停止の状態です。

にもかかわらず覚醒脳波が出る理由は、まったく別の神経回路が働いているからです。レム睡眠固有の神経回路が動いていると考えられますが、その詳細は十分な解明には至っておりません。

いずれにせよ、人間は誰しも、九〇分ごとに別の睡眠状態を持つようにできているわけです。**夢を見たり、中途覚醒が起こったりするのは当たり前で、異常ではありません。**

では、中途覚醒もなく、夢も見ずに朝までぐっすり眠れる人と、そうでない人がいるのはなぜかというと、**睡眠ホルモンの「メラトニン」の分泌量の違い**です。メラトニンの分泌量が多いか少ないかが、熟眠できるかどうかの決め手となっていると考えられます。

したがって、メラトニンの合成・分泌を少しでも増やすべく、これまで解説してきた生活術を実践することです。

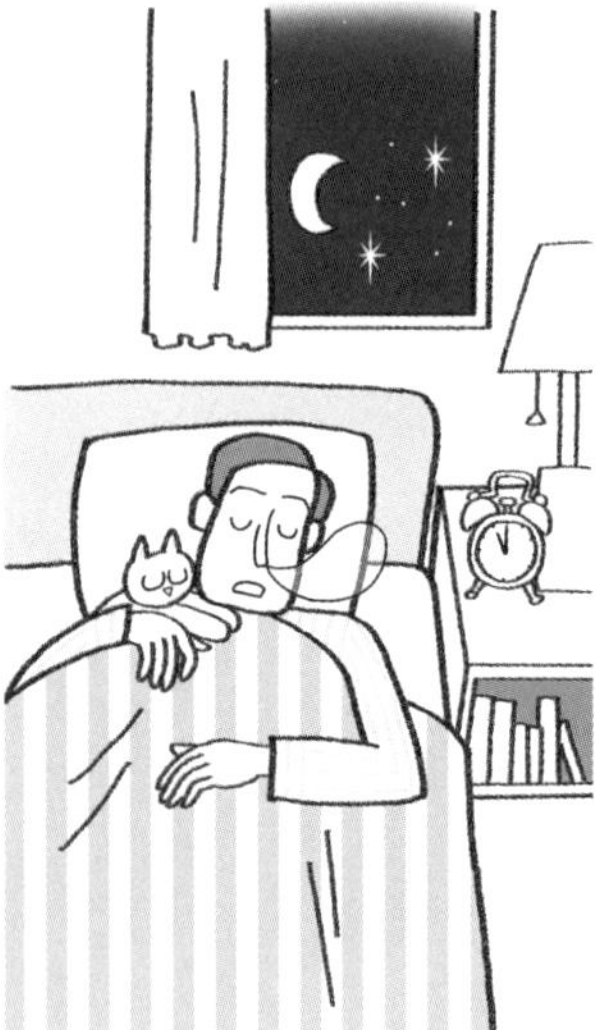

第5章

医者が教える、ちょっと特別な脳健康法

——カラオケ、ヨガ、演奏、ダンス、山登り……

「歌う」となぜいいか？

この章では、毎日の生活習慣ではなく、特別な活動や方法、いわば、**「攻めの養生法」**を通じて、積極的に脳の疲れを取る、あるいは疲れない脳をつくるためのワザを紹介していきましょう。

全国に展開されているヤマハの音楽教室をご存知でしょうか？

私は、そこで実施されている「健康と歌」プログラムについて、脳科学の見地から解説をすることで協力をしています。

そもそも「歌唱」という行為には、二つの側面があります。

一つは、人前で歌って聴衆に感動を与える「エンターテインメント」としての側面です。

もう一つは、歌うことによって自らの心身を元気にする「セルフケア」としての側面です。

歌唱には「呼吸法」の要素がふくまれますから、これまで解説してきたように、ウォーキングや丹田《たんでん》呼吸、気功（太極拳）、ヨガなどと同様、「セロトニン神経」を活性化させる効果があります。

実際、**歌うことが脳内セロトニンの分泌量を増やす**ことが、プロの声楽家を被験者とした実験で確認されています。

歌うことが「呼吸のリズム運動」となり、セロトニン分泌をうながし、心身を元気に、健康にすることは間違いありません。

また、**みんなで合唱する場合には、「オキシトシン」が分泌される効果もあります。**一緒にハーモニーを奏でると、他者との絆《きずな》を体感することになり、「グルーミング」効果により「ストレス中枢」が鎮静化され、オキシトシンの分泌がうながされることが期待できるのです。

そして、ストレス中枢が鎮静化されるだけではなく、友情や愛情も育むことになり、それは人に幸福感をもたらしてくれます。

コーラスを楽しむような同好会は探せば地域に多数ありますから、心身の元気と健康のために、それらを活用するとよいでしょう。

ところで、欧米の教会などでは、賛美歌がみんなで歌われますが、あれも、脳科学的には、セロトニンおよびオキシトシンの分泌をうながす効果があると考えられます。

また、野球やサッカーの観戦・応援では、観衆が太陽のもと、みんなで応援歌を歌い続けたりします。

これも、セロトニン神経を活性化させる要素がふくまれています。そう、もうみなさんおわかりの「太陽の光」＋「呼吸のリズム運動」ですね。

「一人カラオケ」のすすめ

歌う、といえば、**カラオケ**はどうでしょうか？

そもそもカラオケは、一九七〇年代に日本ではじまり、ストレス解消の娯楽として人気を博してきました。

通常、カラオケは、数人のグループでカラオケ施設のあるところに行って、お気に入りの曲を順番に歌い、楽しく盛り上がる娯楽です。

これは「グルーミング」行為として、「オキシトシン効果」が期待できます。

しかし、**「セロトニン効果」も期待するのであれば、「一人カラオケ」がおすすめ**です。

なぜかというと、前にも述べたように、セロトニン神経を活性化させるためには**「集中すること」**がポイントだからです。

みんなでカラオケをすると、たしかに盛り上がるかもしれませんが、曲選びのこととか、歌う順番のこととか、食べ物、飲み物の手配のこととか、いろいろと気を使わなければならないこともありますよね。

じつは、それが「ストレス中枢」を刺激してしまい、かえって疲れてしまうこともあるからです。

実際に、最近は、「一人カラオケ」を楽しんでいる人が増えているようです。一人カラオケなら、流行りの曲を歌って場を盛り上げる必要はありませんので、自分の好きな曲、慣れ親しんだ曲を、誰に気兼ねすることなく、自分のペースで集中して歌うことができます。

それが、セロトニン活性化には有効なのです。

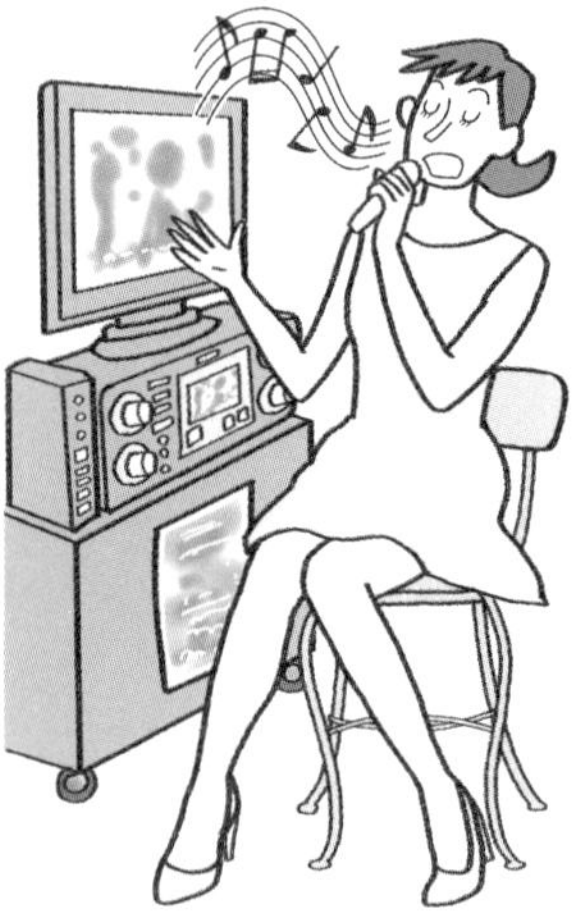

「吹き矢を吹く」――こんな健康法もある

吹奏楽器の演奏は、「呼吸のリズム運動」なので、「セロトニン神経」の活性化が期待できます。

私は、知人のプロの尺八奏者とプロのサックス奏者に被験者になってもらって、実験したことがあります。結果は、間違いなく、演奏後に脳内のセロトニンの量が増えていました。

ただし、初心者にとって楽器の演奏はハードルが高いのも事実です。演奏を楽しめるようになるまでは練習が必要で、それが逆にストレスとなる危険性があります。したがって、これは、若い頃に経験がある人の場合におすすめできる方法です。

「吹く」タイプの楽器であれば、種類は問いません。

最近、私の仲間が、オーストラリアのアボリジニの楽器「ディジュリドゥ」を演奏している最中の人の脳波を測定したところ、セロトニンの活性化が認められた、と報告してくれました。

ディジュリドゥの演奏はそれほど難しくないので、チャレンジしてみる価値があるでしょう。

ちょっと変わったところでは、**「吹き矢健康法」**というものがあります。これは、吹き矢を吹くことを「集中」して繰り返すのですが、それが、「呼吸のリズム運動」となり、脳内セロトニンの分泌をうながすのです。

実際、私の「セロトニン道場」に相談に来られた方で、吹き矢を吹くことによって強迫性障害を克服し、元気を回復された男性がいました。

「和太鼓」が脳から怒りを消す

日本の祭りでは「和太鼓」の勇壮な演奏が花を添えます。

そもそも、**「叩く」という行為は暴力的で心を乱しますが、それをリズムに乗せて繰り返すと心がととのい、落ち着き、心地よさが現れてくる**のです。

私は、太鼓を叩く「リズム運動」も、セロトニン活性化につながることを研究、検証し、著書や雑誌に掲載していましたが、あるとき、私の研究室に、九州で和太鼓の製造・販売をしている会社の社長さんが訪ねてこられました。

この方は、私が寄稿した雑誌の記事を見たそうで、ご自身の体験を語りに立ち寄ってくれたのです。

彼は、高校生の頃、いわゆる不良で、リーゼントカットを決めて、学校もろくに行かず、ヤンチャな生活をしていたということです。

ところが、ひょんなきっかけで和太鼓を叩くようになり、それを続けているうちに、荒れた心がしだいに鎮まり、立ち直りました。そして、自ら和太鼓の製造・販売をするようになったということです。「和太鼓のおかげでいまの自分がある」と語っておられました。

本書のテーマの一つに、第2章で解説した「怒りのコントロール」があります。

怒りをコントロールするためには、脳の「前頭前野《ぜんとうぜんや》」にある「切り替え脳」が正常に働く必要がある。そのためにはセロトニン神経の活性化が不可欠である、といいました。

太鼓を叩くという「リズム運動」は、セロトニン神経を活性化し、ネガティブな気分、とりわけ、怒りや攻撃行動の衝動を解消すると考えられます。

その方とは、その日、はじめてお会いしたのですが、すっかり意気投合してしまいました。帰りがけに、その方が製造・販売している和太鼓を購入したいと申し出たら、数か月後に、じつに立派な作品が送られてきました。

和太鼓といえば、もう一つ特別な出会いがありました。和太鼓バンド「GOCOO（ゴクウ）」のリーダーの浅野香さんが、数年前に私の運営する「セロトニン道場」に半年間勉強に来られたのです。

世界中を駆け回って超多忙な浅野さんが、セロトニンをはじめ脳科学の勉強のためにわざわざ通って来られたのです。浅野さんにはいま、私の道場の師範の一人として指導をしてもらっています。

その浅野さんが和太鼓に出会ったエピソードは、いろいろなマスコミ・インタビューなどで語られています。

彼女は、幼少の頃から、喘息やアトピーなどに悩まされ、〝病気のデパート〟のような生活をしていたそうです。しかし、和太鼓に出会ってからは、長く苦しんできた病弱な体質を克服でき、今日の世界的な和太鼓プレイヤーに変身し、世界で大活躍するようにまでなったのです。

その力のもとこそが「セロトニン」であることを、彼女は実感、納得しています。医者から処方される薬ではなく、自分の脳内にある自然治癒力によって、自力で元気を勝ち取ったのです。

和太鼓には、それほどの力が秘められているのです。

「ドラムサークル」を試してみよう

和太鼓だけではありません。

アフリカの太鼓「ジャンベ」や、南米の「コンガ」などをサークル状に並べて、各自が順番に自分のリズムを奏で、それを居合わせた人たちが模倣して順次叩くセッションがあります。

それが**「ドラムサークル」**で、これは、一種の「音による相互コミュニケーション」ですが、ドラムサークルは、演奏テクニックを競うことが目的ではありません。演奏の上手、下手に関係なく、ほかの人たちと輪になって順次、太鼓を叩き、みんなでリズム合奏して楽しむのが目的です。ファシリテーターがサークルの真ん中で指揮を執って合奏するやり方もあります。

ドラムサークルは、いま、世界中で行なわれていて、日本でも、イベントの出し物や、また学校の音楽授業の一環として活用されています。

日本ドラムサークルファシリテーター協会（DCFA）の初代理事長は、私と長い付き合いのある友人の、パーカッショニストであり、日本で最初の本格的なサルサ・バンドとされるオルケスタ・デル・ソルの創始者でもある〝ペッカー〟こと橋田正人氏です。なお、本書の「セロ活」という言葉は、じつはペッカーさんが何気なく発した造語なのです。

あるとき、日本の小学校で最初にそのドラムサークルを音楽の授業に取り入れた菊本（石川）るり子先生からお手紙をいただきました。音楽の授業でドラムサークルをしてみて、その後に生徒たちの感想を聞いたところ、「楽しかった」「気持ちがすっきりした」など、総じて気持ちがポジティブに変化したことが示されていた、と綴られていました。

ドラムサークルには、人の心を癒し、共感を育む効果がある。それを脳科学的に裏づけることができるのではないか――。るり子先生はそう思い、私にお手紙を送ってこられたというわけです。

ドラムを叩くことには、和太鼓と同様、「セロトニン神経」を活性化し、人の心を元気にさせる効果がありますし、それをみんなで合奏することには、「オキシトシン」の分泌をうながし、人の心を癒す力があるといえます。

るり子先生は、いまでは先に述べたＤＣＦＡの中心メンバーとして、ドラムサークルの普及に努められています。

「タンゴ・セラピー」で脳が若返る

私は趣味の一環として、**「ラケットボール」**という室内スポーツを三〇年ぐらい楽しんできました。

若い頃、留学先のアメリカ・バッファローではじめたものです。四面が壁に囲まれた空間で、ボールをラケットで打ち合って得点を競い合うスポーツです。スカッシュに少し似た競技ですが、冬季でも汗をたっぷりかける運動でしたし、面白くてハマってしまいました。

その後、帰国したら、びっくりしたことに日本でも「ラケットボール」が行なわれていました。

当時、日本は高度経済成長期からバブル期にさしかかっていて、世界第二位の経済大国を誇り、立派なアスレチッククラブが次々に造られていました。そこに、いま海外で流行りのスポーツだということで、ラケットボールのコートが備わっていました。いまは規模が縮小されて、ラケットボールのコートがほとんど姿を消してしまったのが残念です。

私のラケットボールの仲間にHさんという歯医者さんがいました。

彼とは長年、一緒にプレーを楽しんできましたが、あるときから急にコートに来なくなりました。風の噂では、六本木界隈で夜な夜な踊っているとのこと。どんな踊りをしているのかは、当時、知りませんでしたが、彼はいわゆる〝ちょいワルおやじ〟でした。

そんな彼が、私がアメ横の片隅に現在の「セロトニン道場」を開設して三年ほどたった頃、突然、連絡してきて、「**タンゴ・セラピー**の練習用に道場を使わせてもらえないか？」というのです。

タンゴというと、私は若い頃に数回踊った程度の経験しかありません。「タンゴ・セラピー」というのも初耳でした。

アルゼンチン発祥のタンゴは、異国のエンターテインメントとしてテレビなどで見ることがありますが、切れ味するどく踊っているダンサーの姿はとてもカッコいいなと思います。

脳科学的には、男女が心地よく触れ合い（抱き合うといったほうが近い）、リズミカルなステップを踏むので、「オキシトシン効果」と「セロトニン活性」の二つが期待できます。

実際、**アルゼンチンでタンゴは、アンチエイジングのセラピーとして高齢者も実践されている**とのこと。それを日本にも導入しようと、H氏は、いつのまにか日本のタンゴセラピー協会の中心メンバーとして活躍するようになっていたのです。

彼は関東と関西を中心に、介護施設などを回って、男女が触れ合いながら元気よく、小気味よく、心地よくステップを踏むための指導をしているとのことです。

「このちょいワルおやじも、なかなかやるなぁ」と見直したしだいです。

歯医者の「デンタル・リフレクソロジー」とは？

歯医者さんというと、ちょっと前までは、虫歯治療や義歯装着が主要な仕事でしたが、近年は、**噛み合わせが心身の健康に影響しているとの知見から、「咬合《こうごう》治療」などによるメンタルヘルスへのアプローチも盛んに行なわれるようになりました。**

たとえば、頭痛などさまざまな不定愁訴《ふていしゅうそ》のほか、**うつ病の原因にも噛み合わせが影響している可能性もある**ことがわかってきて、それを歯科医が治療する時代になっているのです。

ちなみに私の友人の丸山剛郎先生（大阪大学名誉教授・日本咬合学会理事長）は、その噛み合わせ治療の先導者です。

ところで、私は、英国発祥の「リフレクソロジー」を施術・指導する協会（日本ヒーリングリラクゼーション協会）の会長を依頼され、脳科学者の立場から支援をしています。

リフレクソロジーは、皮膚への心地よい「触刺激」が心身の不調を癒す効果があるという医学理論（一種の反射学）に基づいています。

このリフレクソロジー理論には、本書のテーマの一つである「オキシトシン」が大きく関係しています。心地よい触刺激が脳内のオキシトシンの合成・分泌をうながし、未病を治すということで、これは、「エステ」や「マッサージ」にも適用される理論です。

通常のリフレクソロジーでは、主に足裏へのマッサージが行なわれますが、それを、歯医者さんの場合は、口腔内に施すわけです。

口腔が引き金になって発生するさまざまな不調（頭痛、肩こり、うつ傾向など）に対処する——それが、デンタル・リフレクソロジーであり、数年前、実際に施術治療を実施している歯科医が、私の「セロトニン道場」に、オキシトシンとセロトニンについて学びに来られました。

なお、最近は、頭部へのマッサージも流行っています。

ヘッドスパ、ヘッドマッサージなどと称されていますが、ようするに、いずれも施術することでオキシトシンの分泌をうながし、心身の疲れを癒すことが目的なのです。

「フラダンス」のすごいセロトニン活性効果

私がまだ大学にいた頃、小田原で内科医院を開業している女医のHさんが、**「フラダンスの医療効果」**を検証したいと研究室に訪ねてこられました。

Hさんは、開業してから多忙を極め、疲れがたまり、うつ傾向になってしまい、それを克服するために、フラダンスをはじめたとのことでした。

そして、Hさんは、フラダンスで元気を回復しただけでなく、病院の施設を拡張してフラダンスの教室まで開設し、患者さんにもすすめるようになったとのこと。教室の生徒さんたちと年に一回はハワイをおとずれて本場のフラダンスも堪能するほど、のめり込んでいました。

そのHさんが、フラダンスの効能について脳科学的、医学的に検証したいと、相談に来られたわけです。

約一年間にわたって、フラダンス教室の生徒を対象にさまざまな医学的検査をするとともに、「セロトニン」の測定も定期的に行ないました。

その結果、半年後の経過観察で、**フラダンスをすることにより、肥満や高血圧の改善が認められただけでなく、セロトニン神経の活性化も認められた**のです。

フラダンスは、体幹を鍛える運動として長い歴史がありますが、それを楽しむことによって心が元気になり、ハツラツと生活できるようになる、という医学的根拠が、きちんと得られたのです。その研究成果は日本自律神経学会の雑誌にも論文として掲載されています。

私は、そのHさんが毎年開いているフラダンス仲間のパーティに招待され、講演をしたことがありました。

その際、高齢のフラダンサーのみなさんを目の当たりにして、彼女たちがハツラツとしていて若々しいのに目を見張りました。

いろいろとお話をうかがうと、じつは更年期の頃は心身ともに不調で大変だったなど、いろいろな苦労を抱えていて、フラダンスをはじめて元気になったと、みなさん胸を張っていました。

フラダンスには、心をポジティブにするだけではなく、姿勢や顔つきをコントロールする「抗重力筋」の緊張を高めて、外側からも美しくさせる作用があります。

中高年の女性におすすめのアンチエイジング法だといえるでしょう。

「山ガール」になって登山もおしゃれも楽しむ

登山というと、私のような昭和生まれには、「山を極める」といった、ちょっと高尚な気分が漂います。

ところが、最近の若い女性は「山ガール」と称して、近隣の低い山を、おしゃれなコスチュームで決めてピクニック気分で登る……そういう楽しみ方をするのです。高い山を極めるというスタイルではないのです。

何年か前に、そういう山ガールの企画がNHK総合テレビ・朝のバラエティ番組「あさイチ」で取り上げられ、私は解説者として協力することになりました。

山登りは、ウォーキングと同じ「歩行のリズム運動」を無理なく行なうことなので、セロトニン神経の活性化につながります。

その効果をテレビ映像でいかにわかりやすく見せるか。私は、「登山の途中、一時間ごとに登山者の顔写真を正面から撮ったものを映し出してみてください」とアドバイスしました。

なぜなら、**登山をすると、セロトニン神経の活性化によって、顔の抗重力筋の緊張が高まり、すっきりとした小顔になる**はずだと考えたからです。

結果は予想どおり、登山を続けると顔に締まりが出て、どんどん小顔になっていきました。

司会の女性アナウンサーの有働由美子さんが「ほんとだ！　小顔になっている！」と驚いた声を上げるのをスタジオで聞いて、安堵したのを覚えています。ビデオで連続撮影すると変化がわかりませんが、断続的に写真で比較すると、はっきりとその変化が視覚化されたのです。

毎日、坐禅や読経などを行なっているお坊さんたちは、顔に締まりがあって、背筋がシャンと伸びています。

それは、セロトニン神経の活性化により**顔や脊柱の抗重力筋**が鍛えられているからです。

逆に、ストレスや慢性疲労などで、「セロトニン欠乏脳」状態に陥ると、顔つきがドロンとして、姿勢も丸まってしまいます。

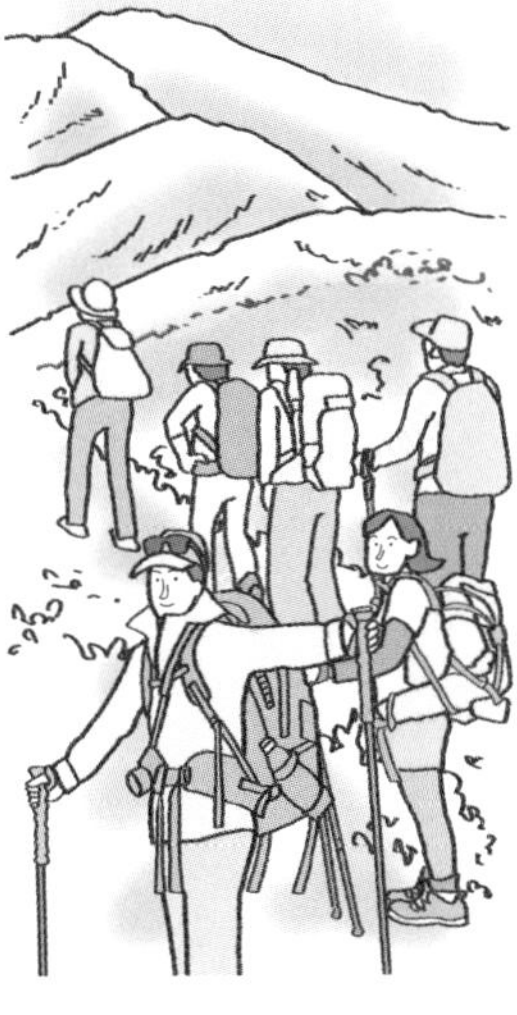

「クアオルト」に行ってみよう

風光明媚《ふうこうめいび》な山中の温泉地に療養所を建て、太陽の光を浴びながら森の新鮮な空気を吸ってウォーキングを楽しみ、温泉に入って心身を癒す――。

ドイツには、そういう施設がいくつも建設されています。

「クアオルト（療養地）」と呼ばれます。

クアオルトは、病気の人の自然治癒力を引き出す医療施設でもありますが、一般の人々の健康増進施設としても利用されています。

日本では昔から「湯治」が知られています。そこでは温泉の成分による効能が主に期待されます。

しかし、クアオルトでは、温泉だけではなく、日光浴、森林浴、ウォーキングなども重視されており、これは、自然のなかでセロトニン神経を活性化させる施設であると考えられます。

そのクアオルトが最近、日本でも導入されて協議会が設立されました。私は医学研究機構の一員として協力しています。

現在、大分の湯布院、山形の上山《かみのやま》温泉、岐阜の飛騨高山・白川郷、和歌山県の熊野古道など全国各地にクアオルト関連の施設が造られてきています。

また、企業や会社の健康増進事業にもクアオルトが活用されています。もちろん、個人での利用も可能です。

温泉に行って疲れを癒すのは、私たち日本人には馴染み深いものです。

通常は一泊のことが多いですが、あえて数泊して、自然のなかでウォーキングを楽しみ、ゆっくり養生するのも、これからのＩＴ時代に求められる生活術ではないでしょうか。

太陽の恵みを得る。森の澄んだ空気を吸う。温泉で癒される。山や海の幸をいただく。マッサージで心地よくなる。人との団欒を楽しむ。

これらはすべて、本書で取り上げてきた自然治癒力、すなわち、脳内のセロトニン、オキシトシン、メラトニンの分泌量を増やすことです。
疲れた心と体を癒し、自力で元気を回復させる健康増進の営みなのです。

「お遍路」の意外な効果

「お遍路」は、四国八十八か所の霊場を、御真言《ごしんごん》を唱えながら歩く旅ですが、今日でも大勢の人々が行なっています。

そのはじまりは平安時代にさかのぼります。

空海が若かりし頃、心を病んでしまい、大学を中退し、四国の山野を、御真言を唱えながら歩く修行を行なって、悟りを開いた、という修行がはじまりです。

お遍路には、「セロトニン神経」活性化のためのいくつもの要素がふくまれています。まず、太陽の光を浴びながらウォーキングを続けるという、**「太陽の光」**と**「歩行のリズム運動」**の二つ。

そして、御真言を唱えるという**「呼吸のリズム運動」**。そして**「集中」**。何日にも分けて歩くので**「疲れない程度の運動の継続」**というのもポイントです。

このような修行によって、空海は心の不調を克服しただけではなく、室戸岬では「明星が口に飛び込んだ」という神秘体験も得て悟りを開いた、といわれています。

平安時代から今日まで、お遍路は絶えることなく、続いてきました。沿道には休息のための宿場が点々と建てられ、旅の疲れを癒す施設もととのっていきました。

そこは、お遍路をともに行なう仲間たちとの癒しの場、すなわち、「グルーミング」の空間として、「オキシトシン効果」も得られるところなのです。

世界では、スペインの「サンティアゴ・デ・コンポステーラ」の巡礼路が有名です。祈りの言葉を唱えながら、聖ヤコブ（スペイン語でサンティアゴ）の遺骸があるとされるサンティアゴ・デ・コンポステーラまで歩く旅です。

この旅では数々の「奇跡」が語り継がれています。巡礼に出る人々のなかには、体を病んだり、心に深い悩みを抱えたりした人々もふくまれていて、道中でその病が癒された、という多数の報告があるのです。

それらは神のなせるわざと崇められてきましたが、現代医学では自然治癒力であるセロトニンとオキシトシンの働きによるものと解釈されます。

なお、お遍路と同様、巡礼の道中にも宿泊所が点々と造られていて、これらは「ホスピス」と呼ばれました。いまの「病院（ホスピタル）」の語源です。

NHKのEテレで『極める』という番組がかつて企画され、作曲家の千住明《せんじゆあきら》さんが熊野、高野山、出羽三山の聖地を実際に訪ねて、旅をしました。私も同行し、セロトニンやオキシトシンの話題、知識を提供しました。聖地を巡る旅には、宗教的な意義だけではなく、健康的にも意義があるということをお伝えしました。

霊場めぐりは、四国だけではなく、日本全国にあります。

たとえば、世界遺産にもなった和歌山県の熊野古道は、天皇や貴族だけでなく多くの民衆が、極楽浄土の信仰の地として参拝したとされます。

これは、脳科学的には、「懺悔《ざんげ》懺悔、六根《ろっこん》清浄《しょうじょう》」と繰り返し唱えながら歩き続ける、セロトニン活性化の旅です。

ただし、**わざわざ特別な霊場に行かなくても、週末や休日に近隣の神社やお寺をお参りして歩き、お札をいただいたり、御朱印をいただいたりする**ことも盛んになってきました。ＩＴ社会で疲れた心と体を癒す、お手軽な「お遍路」として、ぜひ活用してみてはいかがでしょう。

脳科学的「ボランティア」のすすめ

「情けは人のためならず」という諺《ことわざ》があります。

誰かのために、見返りを求めずに何かをしてあげると、不思議なことに、私たちの脳内で「オキシトシン」の分泌が増えることが明らかになっています。

このとき、金品の見返りはもちろん、感謝の言葉さえ求めないというのが重要なポイントです。

わかりやすい身近な例として**「ボランティア活動」**があります。わざわざ時間とお金をかけて、被災地などに援助に行く。お金を稼ぎたいから行くわけでなく、お礼や感謝の言葉が欲しくて行くわけでもありません。

しかし、ボランティア活動をすると、もらえるものがあります。

「元気」です。活動を終えて戻ってきた人々が決まって口にするのが**「逆に元気をもらってきた」**という言葉です。

そうです、ボランティアに参加すると、元気が出るのです。

誰かのために、見返りを求めずに何かをしてあげると、オキシトシンが知らず知らずのうちに分泌されて、「ストレス中枢」が鎮静化されるのと同時に、共感や絆《きずな》の心地よさや愛情、友情を味わえるのです。

それが「情けは人のためならず」の脳科学的な意義です。

「自分を癒す」ための逆転の発想として、「人のために何かをする」のを実行してみてはいかがでしょうか。もちろん、遠方の被災地まで出かけるのもいいことですが、すぐ近くにいる家族、友人、職場の仲間……に親切にしてみましょう。

そうすると、間違いなく自分自身が元気になります。なぜなら、人間の脳がそういうふうにできているからです。

第6章

「前頭前野」の活性化が、人生を好転させる

――「疲れない脳」をつくる最終目標

「慢性疲労」は「前頭前野」に問題があった

最終章では、「人間性の脳」である**「前頭前野《ぜんとうぜんや》」を活性化させる方法**を取り上げます。

人間は動物と違って、言葉を操り、論理的に思考する大脳を備えています。大脳の前半部は、「前頭葉《ぜんとうよう》」と呼ばれ、言語中枢や、体の動作をつかさどる運動中枢があります。前頭葉の一番先端部が前頭前野です。

第2章で紹介したように、前頭前野が事故で破壊され、人格が変わってしまった有名な症例報告が知られています。

アメリカの鉄道作業員であったフィネアス・ゲージ氏が爆破作業中に事故に遭い、鉄の棒が前頭部を貫通してしまった例です。さいわい一命はとりとめて、退院することもできました。

彼は言葉を話すこともでき、歩行や運動機能も正常、記憶にも問題がありませんでした。

一見、なんの問題もないように見えましたが、再会した同僚から「昔の彼ではない」といわれるほど、「人格」が変わってしまったのです。

また、何かの作業に集中することができなくなり、意欲もなくなり、やたら怒りっぽくキレやすい人格に変わってしまったのです。


何かの作業に集中できない。意欲がない。怒りっぽくキレやすい——。

この状態は、まさに本書のテーマである「慢性疲労」に陥っている状態に近いといえます。つまり、**慢性疲労に陥っている人は、人間性の脳である前頭前野に問題があるの**です。

ゲージ氏の場合、前頭前野が事故によって損傷してしまい回復は不可能ですが、そうでない場合は、回復できます。

どう回復すればいいのか。

その基本こそが、本書で繰り返し説明してきた、**「セロトニン神経」の活性化**なのです。

「人間らしく生きる」ための脳

「セロトニン神経」を活性化させる——。

そのためにはまず、太陽の光を浴びること、そして、歩行・咀嚼《そしゃく》・呼吸の「リズム運動」をととのえることが有効であり、それによって心と体が元気になる、ということを、これまでお話ししてきました。

私たちの脳の研究で、これら各種の**リズム運動にともなって前頭前野の血流も増加する**ことがわかりました。セロトニン神経は、前頭前野と密な神経回路を持っているのです。

つまり、

リズム運動の実践

前頭前野＝「人間性」の脳

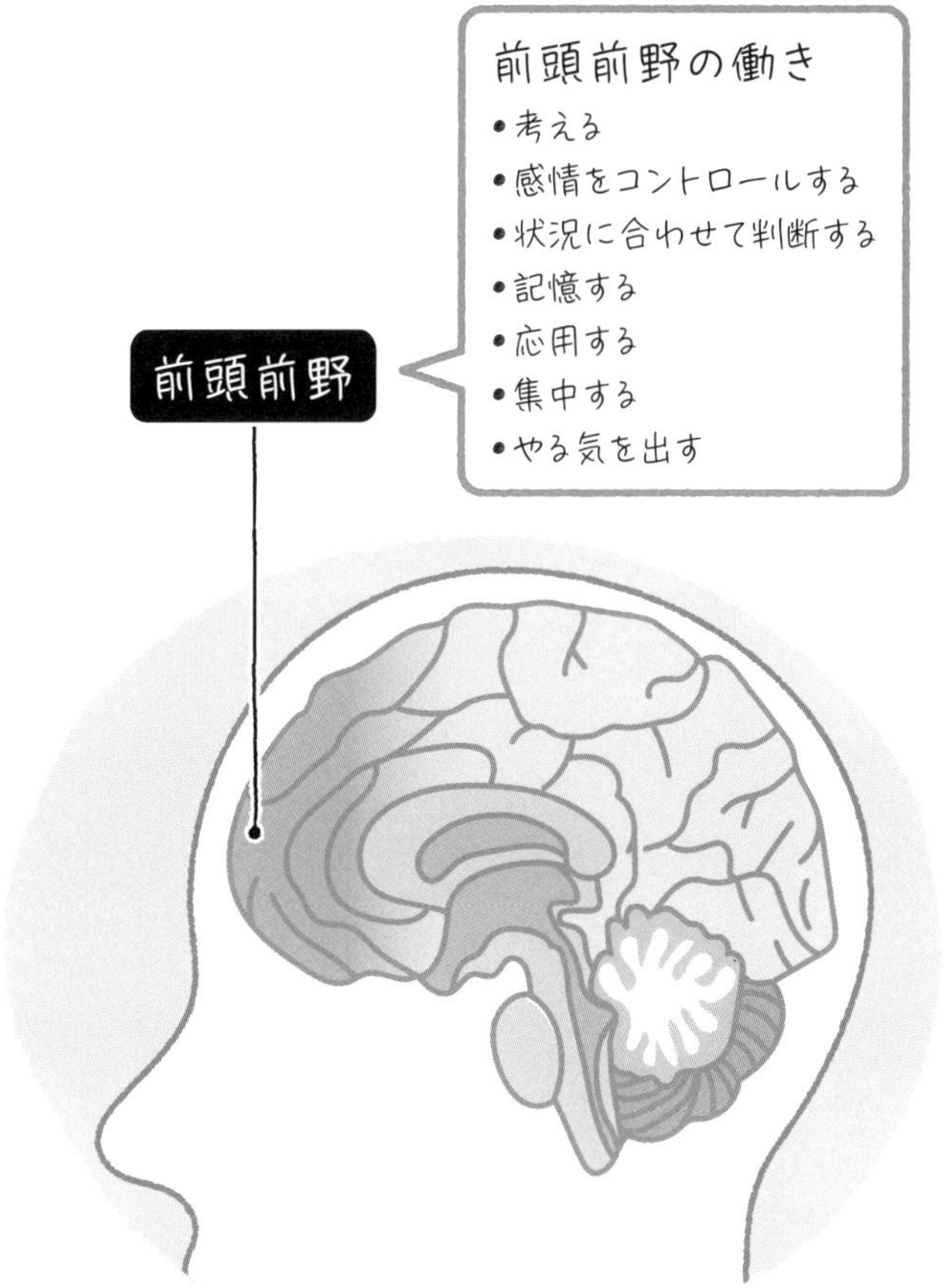
前頭前野の働き
•考える
•感情をコントロールする
•状況に合わせて判断する
•記憶する
•応用する
•集中する
•やる気を出す
前頭前野

前頭前野の血流を増やす要《かなめ》は
セロトニン神経の活性化

セロトニン神経の活性化

↓

前頭前野の血流増加

↓

意欲や集中力のスムーズな発現

というつながりが人間の脳にはあるということです。

そして**要となるのがセロトニン神経の活性化**です。

人間として前向きに、いきいきと生きていくためには、セロトニン神経を活性化させる生活――太陽の光を浴び、体を動かすことが不可欠なのです。

逆にいうと、引きこもったり、体を動かさなかったりの生活を続けていると、セロトニン神経が活性化されず、前頭前野の血流が低下し、その結果として疲労感や意欲・集中力の低下を招き、うつ傾向になってしまうのです。

「泣く」となぜいいか？

私たちは、「前頭前野」の血流がどのような状況で増加するか、いろいろな状況で調べてみました。

すると、**「人が泣き出す数秒前に前頭前野の血流が激しく増加する」**という、予想もしなかった現象に遭遇しました。

この偶然の発見を検証するために、泣ける映像を多くの被験者に見てもらい、確認したところ、人は間違いなく、泣き出す数秒前に前頭前野の血流が激しく増加することが明らかになりました。

前頭前野には「人間性」に関わるいろいろな機能が明らかになっていますが、泣く直前の、血流が急に増加する部位は、特に額の真ん中（前頭前野先端部）で、インドの女性や仏像で小さな印が置かれている部位になります。

ヨガでは「チャクラ」と呼ばれ、「第三の目」とも称されます。最近の脳科学研究では、ここは「直観」や「共感」に関係する働きをする部位として注目されています。

そこで本書では、ここを**「直観・共感の脳」**と呼ぶことにします。

「直観・共感の脳」は、言葉を使わないで対人コミュニケーションをする機能、すなわちノンバーバル・コミュニケーションを担います。

人は通常、「言葉」を使って交流をしますが、「あの人は言葉ではあんなことをいっても、本心は違う」と、言葉の裏を直観的に読み解くことができます。

また「空気を読む」という表現がありますが、それらがなぜ可能かというと、相手の表情やしぐさなど、ちょっとした無意識的反応を読み解く力が人間にはあり、そのときに働くのが「直観・共感の脳」で、まさに「第三の目」なのです。

このような働きを持つ「直観・共感の脳」が、人が泣き出す数秒前に激しく活動するのです。

登場人物の表情やしぐさを見て、感動したり、共感したりして心が激しく揺り動かされると、「直観・共感の脳」が、脳幹の「上唾液核」にある涙腺を支配する副交感神経に指示し、大量の涙をつくらせます。

人は泣くとき、涙を流すだけではなく、泣き顔にもなります。つまり表情をつかさどる顔面神経にも信号が送られるのです。

また、人は泣くとき、泣き声も出します。つまり発声をコントロールする神経にも信号が送られるのです。さらに、人は泣くとき、肩をふるわせます。つまり全身の筋肉へも信号が送られるのです。

「泣く」とストレスが解消されるワケ

さらに、私たちの研究では、人が泣くと、自律神経への影響面で、通常はあり得ない変化が出現しました。

一般に、自律神経のうち「交感神経」は、覚醒時に活発となり、血圧や代謝を上げて、体を動く状態にします。

一方、「副交感神経」は、休息時に活発となり、血圧や代謝を下げて、体を休める状態にします。

通常、映像を見ているときは覚醒状態ですから、自律神経は交感神経が優位に働いています。

ところが、途中で**泣きはじめると、自律神経は副交感神経優位に切り替わってしまう**のです。

心拍数の減少も見られ、人によっては消化機能も高まります。つまりお腹が空くのです。眠くなる人もいます。これらは、まさに副交感神経が活性化されている証です。

つまり、覚醒状態であっても、人は泣くと、癒しの心と体に切り替わってしまうのです。

その引き金となる働きをするのが、「直観・共感の脳」なのです。

人が泣くときのコルチゾール（ストレスホルモン）を測定してみると、コルチ

ゾールが抑制されていることが確認されます。すなわち、ストレスが解消されているのです。泣くとストレスが解消されるように人間の脳はできているのです。

「笑う」より「泣く」ほうが、もっとすっきりする

数年前から、私は、「涙活研究家《るいかつ》」の寺井広樹氏とともに、

「涙活」

というイベントをはじめました。大人が一堂に会し、泣ける映像を見たり、泣ける話を聞いたりして涙を流し、ストレスを解消する活動です。

この「涙活」を推進するにあたり、脳科学的なバックグラウンドやエビデンスを提供するのが私の役目です。

この「涙活」イベントは、私が運営する「セロトニン道場」などで定期的に開催されるようになっており、マスコミからも注目を集め、海外メディアのBBCからも取材を受けました。また、オックスフォード大学・人類学の博士課程に学ぶCさ

んが「人が何かに感動、共感して泣くと、その人の脳と体にどんな癒しの効果が発現するか」を研究しに一年間、セロトニン道場に留学してきました。

一般に、笑うのは「陽気」、泣くのは「陰気」と類型化されてきましたが、この見方は必ずしも正しくありません。

たしかに、泣く「原因」には、悲しい出来事など陰気な側面がありますが、泣くと「結果」として、すっきりと心が晴れるのです。

ですから、笑うのも泣くのも、ストレス解消につながるという点では、同じなのです。むしろ私の印象では、**笑うよりも泣くほうがすっきり感が強く、長続きする**と感じます。

「涙活」が、このストレス社会に負けないための有効な活動として定着すれば、世のなかがもっと元気になると思います。

泣いたあとにおとずれる心と体の安らぎ

人は誕生した瞬間に自ら泣き、周りの人を泣かせて生命を終えます。

生存中には、悲しい出来事や苦しい状況が頂点に達するときに泣き、夢や目標が成就して歓喜の頂点に達したときに泣きます。

すなわち、**人は生命活動の「クライマックス」で泣く**のです。そういう意味で、泣くのは、「生命活動の命の叫び」ともいえます。

人間は赤ん坊のときや幼い頃はよく泣きますが、成長するにつれて、泣く機会は少なくなっていきます。

大人になって、社会生活を営むようになると、泣くのは弱さをさらけ出すことであり、人前で泣かないことが美徳とされます。特に男は、泣かないことが一人前と評価されたりします。

それでも、人生においては泣くのを抑えられないときがあります。

たとえば、「別れ」です。

卒業や転居時における友人との別れ、肉親や近しい人、あるいはペットとの死別。

男女間では離婚。結婚も親と子の「別れ」といえます。

もちろん「別れ」だけではありません。人は、夢や目標が成就したときにも泣きます。ようするに歓喜の涙です。あるいはすばらしい風景やすぐれた芸術に触れて感動の涙を流すときもあります。

しかし、これらの場面は、一生のうちに何度も何度もあるわけではありません。泣く機会は、極めて限られています。

そこで、泣ける場面を、映像やストーリーで再現し、擬似体験によって泣き、心をすっきりさせよう、というのが「涙活」です。「直観・共感の脳」を活性化させて、泣くのです。

考えてみると、「泣く」というのはすごいことです。目から涙があふれ、顔がぐしゃぐしゃになり、声がしゃくり上がり、体全体がふるえ……この状態は抑えようとしても、抑えられません。無意識の情動行動です。

しかし、**泣いた結果として、脳全体がリセットされて、心も体も安らぎに導かれます。**

このような不可思議な人間の行動が「泣く」ということです。これは人間だけが持つ行動です。

「週末号泣」のすすめ

私は、人が泣いたあとの気分の変化について、メディプラス研究所の協力を得てアンケート調査を実施しました（二〇歳以上の日本人：男性六九〇人、女性一一六九人）。

その結果、男女とも**「すっきりした」**と感じる人が一番多く、女性では六〇％、男性では四〇％を占めました。次いで、**「心の緊張が取れた」**と感じる人が多くいました。

すなわち、泣くと、ストレスが解消され、緊張が緩和される状態に脳が切り替わることが統計的に確認されました。

また、「男が涙を流す行為を見てどう思いますか？」という質問もしたところ、女性は全年齢層で平均五六％が「人間性豊か」と好意的な評価を下しました。「精神的に弱い」（一八％）、「女々しい」（二〇％）という否定的な意見をはるかに上回ったのです。

男性自身による評価もほぼ同様でした。約半数の男性が「人間性豊か」と回答しました。

次に、「あなたは月に何回、涙を流して泣きますか?」という質問に、女性の五五％が月に一～三回（一回：三三％、二回：一四％：三回：八％）泣いているというアンケート結果が得られました。

月に一度も泣かない人は二七％となっています。なお、男性では半数以上が一度も泣かないと答えています。

注目されたのは、月に五回以上泣くという女性が一二～一六％いることです。毎週のように泣く女性が年齢によらず一～二割いることになります。

「週末号泣」という言葉がありますが、週末に涙を流すことで一週間のストレスをまとめて洗い流す程度が、ストレス解消と疲労回復には、ちょうどよいのかもしれません。

本来であれば、ストレス解消と疲労回復には、夜の睡眠が第一なわけですが、脳を酷使してよく眠れなくなってしまうと、ストレス解消と疲労回復がちゃんとできず、それらがどんどん蓄積してしまいます。

そこで、**「あえて泣く」状態を誘発して、蓄積したストレスや疲労を一時的に排出させる――。**

涙とともに、ストレスや疲労を適時解放させるのです。

「前頭前野」を活性化させる四つのルート

さて、これまでの内容を総括しましょう。

「脳の疲れ」を解消する、あるいは「疲れない脳をつくる」。そのための最終目標は、「前頭前野」を活性化させることといえるでしょう。

そして、そこに到達するには、さまざまなルートがあります。

第一ルートは、**目の網膜から太陽光を入力し、セロトニン神経を活性化させ、前頭前野に働きかける、**という経路です。

地球上の生命はすべて、太陽の恵みで生かされています。部屋にこもって生活し続ける、あるいは、朝いつまでも床に入っている、最悪、昼夜逆転の生活をすることは、太陽の恵みを受けない生活です。その悪しき生活習慣では、心身を元気にさせることはできないのです。

第二ルートは、**歩行・呼吸・咀嚼のリズム運動によってセロトニン神経を活性化させ、前頭前野の血流を増やす、**という経路です。

早朝、昼休み、仕事のあとに、集中してリズム運動を五〜三〇分行なえば、セロトニン神経が活性化されて、頭も心も体もすっきりとし、意欲や集中力が高まり、ネガティブな気分が解消されます。日常的にさまざまなリズム運動を意識して行なうと、毎日を快適に暮らせます。

第三ルートは、**グルーミング行動によってオキシトシンの分泌をうながし、ストレス中枢を抑制しつつ、セロトニン神経を活性化させ、前頭前野に働きかける、**という経路です。

おすすめの時間帯は、黄昏時から就寝までの間です。仕事帰りに同僚と一杯やる。ペットと戯《たわむ》れる。食事を楽しむ。家族との団欒を楽しむ。読書を楽しむ。お風呂を楽しむ。

また、マッサージなどで体をケアする。一日を振り返って明日の準備をととのえる……といったグルーミング行動が、一日の仕事が終わったときの「セロトニン欠乏脳」を改善してくれます。元気を回復させてくれるのです。

最後のルートは、**泣ける映像やストーリーなどを介して「直観・共感の脳」を活性化させ、前頭前野に働きかける、**という経路です。

人は泣いたあと、脳全体がリセットされて、心にも体にも安らぎがおとずれるのです。

このように種々のルートを介して前頭前野に働きかけると、人は次のような体験をします。

・すっきりとした爽快な気分を味わう。
・過度な緊張や不安などが消える。
・怒りや敵意などが消える。
・集中力、意欲が湧いてくる。
・顔つきや姿勢がハツラツとする。

つまり、元気になれるのです。脳の状態がよくなるのです。

私の「セロ活」

本書も終わりに近づいてきましたが、ここから私自身の「セロ活（セロトニン活

「疲れない脳」をつくる最終目標

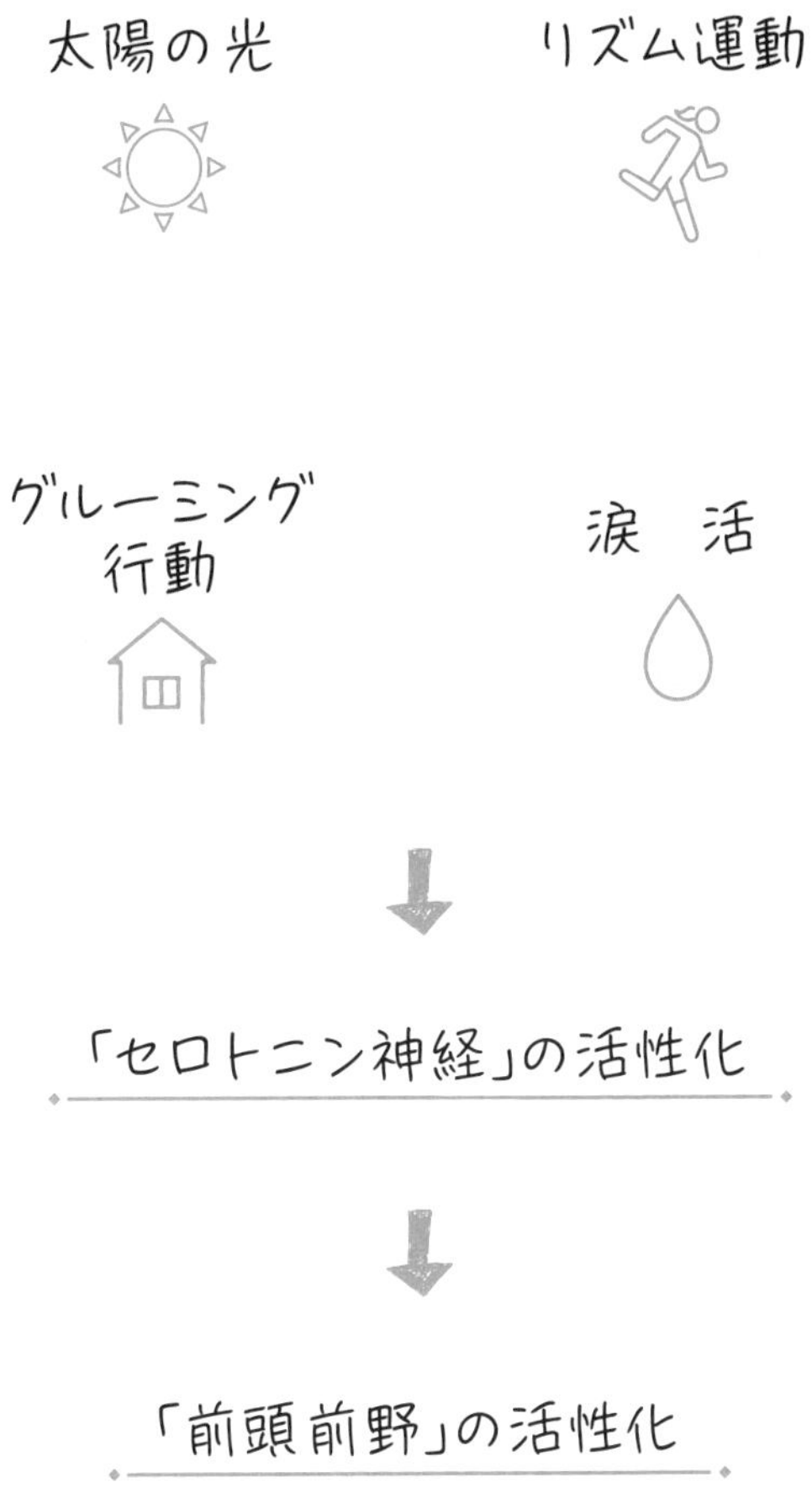

性術)」について紹介します。

私は七年前に大学を定年退職するまで、約五〇年間、脳科学者・医師として活動してきましたが、まずは、私の脳研究の「源流」から、お話ししましょう。

私は、大学時代、サッカー部に所属し、医科系の大学の大会ではありますが、準優勝を二回経験しました。

しかし、膝の十字靭帯を損傷してサッカーはあきらめ、当時はめずらしかったシュノーケリングをはじめました。そして「日本全国放浪の素潜り旅」に出かけました。

このとき、海のなかの特別で静かな空間にいると気持ちが安らぎ、なんともいえない幸福感に満たされること、素潜りのときの呼吸法が心身に心地よさをもたらすことに気づきました。

これが私の「セロトニン研究」の源流になっています。

そして、三〇代前半に二年半、アメリカに留学しましたが、毎日、早朝にジョギングをするようになりました。ストレス解消と体調管理の「セロ活」です。

また、アメリカの生活では、週末や夏休みには家族や友人とバーベキューやキャンプを楽しむ生活をしました。

これが、本書でも述べた「グルーミング行動」による「オキシトシン効果」につながっていたことは間違いありません。

帰国して筑波大学で研究を行なっていた頃は、早朝のジョギングはやめ、研究と授業の合間に、大学のキャンパス内をジョギングして「セロ活」をしました。さらに週に二回、夕方にはアスレチッククラブに通って「ラケットボール」（アメリカ留学中に覚えたもの）で汗を流しました。

それから四二歳で東邦大学に移り、つくばから東京の大森まで車で通勤する生活をはじめ、定年まで続けました。渋滞を避けるために、朝は六時に家を出て、夜は八時頃帰宅という生活スタイルでした。週末の鮎釣りや渓流釣りが「セロ活」になりました。

私が健康診断を長年受けていない理由

朝食は自分でつくり、夕食は友人といっしょに取るか、自宅近くのスーパーマーケットで買い物をして帰り、自炊するようになりました。妻は皮膚科を開業しているので、主婦業を頼むわけにはいきません。

ただ自炊生活は、慣れてくると、逆に大変に楽しいものになりました。旬の食材が日本全国、世界各地から集められ、スーパーマーケットに陳列されています。「医食同源」という言葉がありますが、健康管理には食事が重要であることを悟りました。自分の健康は他人任せにできないという意識が生まれました。その日の体調や気分に合わせて自分の食べたいものを選べるのは、最高の贅沢だとも思うようになりました。

そして四〇代後半からは、脳科学の見地から坐禅の「丹田《たんでん》呼吸法」を研究するにつれて、お坊さんたちと付き合うようになり、自分自身でも丹田呼吸法を実践するようになりました。

「気功法」も中国からの留学生に習い、気功法の一つである「六字訣」を取り入れました。


また、大学を退職したあとに「セロトニン道場」を開設したとき、「ヨガ」の実技講習を「セロトニン活性術」のプログラムに組み込んで、私も参加しています。

筑波山麓を陽気に誘われてサイクリングすることもあります。ヒルクライムも月に一回程度やります。ヨガもサイクリングも「セロ活」になります。

ものを書く仕事のときも、部屋にこもらないようにするために、庭に開放型の納戸を造ってデスクを置き、風に吹かれながら、庭木を愛でながら作業をしています。この原稿もそこでパソコンを使って打ち込んでいます。デジタル機器を使うときも太陽の恵み（これも「セロ活」）を常時受けるスタイルです。


じつは、私は健康診断を長年受けていません。年一回のチェックだけで健康を維持できるとは思わないからです。予防注射もやりません。薬や医療は必要なときに短期間だけと決めています。

毎日、自分の体に耳を傾けて、「攻めの養生」を継続し、自己責任で元気、健康を維持していく覚悟を持っています。

その「攻めの養生」の基本こそ、本書で述べてきた、

「セロトニン」

「オキシトシン」

「メラトニン」

など健康と幸せのための強力な味方となる脳内物質を上手に合成・分泌させることであり、「疲れない脳」をつくることなのです。

おわりに

古代ギリシャの医師ヒポクラテス（紀元前四六〇～三七〇年頃）は、近代医学の礎を築き上げた「医学の父」です。
彼の残した格言がありますが、その大半が、本書の内容と一致します。

「歩くことは人間にとって最良の薬である」
「汝《なんじ》の食事を薬とし、汝の薬は食事とせよ」
「人は自然から遠ざかるほど病気に近づく」
「病気は食事療法と運動によって治療できる」
「人間は誰でも体のなかに一〇〇人の名医を持っている」
「私たちの内にある自然治癒力こそ真に病を治すものである」
「筋肉を十分に使っている人は病気になりにくく、いつまでも若々しい」

「心に起きることはすべて体に影響し、体に起きることもまた心に影響する」
「人間がありのままの自然体で、自然のなかで生活すれば一二〇歳まで生きられる」
「病気は、人間が自らの力をもって自然に治すものであり、医者はこれを手助けするものである」

私は、脳科学者・医師としてのこれまでの研究結果を独自にまとめて、本書を書き上げましたが、その内容がヒポクラテスの格言と一致するのは、医学の流れからすると、当然です。

ヒポクラテスの医学を受け継いだのは、古代ローマの医師、ガレノス（一二九年～二〇〇年頃）でした。

ガレノスの築き上げた医学概念「精気論」は、西洋医学の主流として、一〇〇〇年以上信じられてきましたが、その「精気論」の内容は、ルネッサンス・産業革命以降、サイエンスの用語に書き換えられてきました。

具体的には、ヒポクラテスの「人間は誰でも体のなかに一〇〇人の名医を持っている」は、ガレノスの「精気論」で三つの精気「自然精気」「生命精気」「精神精気」に概念化され、そしてその三つの精気は、サイエンスの用語として次のように書き換えられてきました。

「自然精気」は食物として摂取される各種の「栄養素」に。「生命精気」は大気から取り込まれる「酸素」に。

そして「精神精気」は、本書で解説してきた各種の脳内物質「セロトニン」「オキシトシン」「メラトニン」などに。これらの脳内物質は、「自然治癒力」として人の健康を維持する働きを担っています。したがって、「体のなかにいる一〇〇人の名医」の指示にきちんと耳を傾けて生活すれば、人は元気に、健康に生きられるのです。

「自然治癒力」がきちんと発揮されるためには、いくつかのポイントがあることも、ヒポクラテスは説いています。

たとえば、「歩くこと」です。本書では、「歩行のリズム運動」がセロトニン神経を活性化し、心身を元気にさせる、と解説しました。

また、「筋肉を十分使って生活すること」が健康に重要であるともヒポクラテスは語っていますが、本書ではさまざまなエクササイズが疲労回復やストレス解消に有効であることを具体的に説明しました。体に明確な異常がないのに、部屋にこもって体を動かさない生活は、病気を誘発するのです。

そのほかにも、「自然体で自然のなかで生活すること」です。

本書では、太陽の恵みを朝に受けて生活をはじめ、太陽が沈んだら「グルーミング」（オキシトシン分泌の行動）をしつつ夜はぐっすり眠ることが毎日を健やかに、元気に、快適に暮らす基本だと述べました。

それが、「自然体で自然のなかで生活すること」なのです。そうすれば、「一二〇歳まで生きられる」とヒポクラテスはいいます。健康長寿の極意です。

逆に、ヒポクラテスは「人は自然から遠ざかるほど病気に近づく」と警鐘《けいしょう》を発していますが、現代のＩＴ社会におけるデジタル三昧・昼夜逆転の生活は、まさに不自然の極みといえます。確実に病気を招くのです。

私たち人間の脳と体は、古代ギリシャのヒポクラテスの時代から基本的に何も変わっていません。ヒポクラテスの格言が現代にも通じるのは当たり前なのです。

生命は地球の自然のなかで育まれ、人間も生命体の一つです。

人は自然から遠ざかって生きることはできない宿命にあるのです。

最後に、本書の出版の機会を与えてくれた三笠書房の鈴木純二氏、未来工房の竹石健氏に、厚く御礼を申し上げます。

有田秀穂

医者《いしゃ》が教《おし》える疲《つか》れない人《ひと》の脳《のう》

著　者――有田秀穂（ありた・ひでほ）

発行者――押鐘太陽

発行所――株式会社三笠書房

〒102-0072 東京都千代田区飯田橋3-3-1
電話：(03)5226-5734（営業部）
：(03)5226-5731（編集部）
https://www.mikasashobo.co.jp

印　刷――誠宏印刷

製　本――若林製本工場

ISBN978-4-8379-2824-9 C0030